减糖饮食
——瘦身不反弹

张高举 ◎ 主编

贵州科技出版社
·贵阳·

图书在版编目（CIP）数据

减糖饮食，瘦身不反弹 / 张高举主编. -- 贵阳：贵州科技出版社，2025.3. -- ISBN 978-7-5532-1538-9

Ⅰ. TS972.161

中国国家版本馆 CIP 数据核字第 20252E9C08 号

减糖饮食，瘦身不反弹
JIANTANG YINSHI，SHOUSHEN BU FANTAN

出版发行	贵州科技出版社
地　　址	贵阳市观山湖区会展东路 SOHO 区 A 座（邮政编码：550081）
网　　址	https://www.gzstph.com
出 版 人	王立红
策划编辑	袁　隽
责任编辑	候一炜
封面设计	彭明军
版式设计	壹品尚唐
经　　销	全国各地新华书店
印　　刷	德富泰（唐山）印务有限公司
版　　次	2025 年 3 月第 1 版
印　　次	2025 年 3 月第 1 次印刷
字　　数	244 千字
印　　张	12
开　　本	710mm×1000mm　1/16
书　　号	ISBN 978-7-5532-1538-9
定　　价	59.80 元

目录 Contents

1 给家常菜"减糖",让你吃饱又吃瘦

减糖饮食:建立瘦身的良性循环……………………………002
减糖饮食的三个阶段,打开身体的"快瘦开关"…………004
让减糖饮食100%成功的四个心法…………………………006
食材大搜索!减糖期间,你可以吃什么?…………………008
自己做饭,才能严格执行减糖饮食…………………………010
学会这6招,减糖饮食一点都不难…………………………012
在外用餐时,如何执行减糖饮食?…………………………016
没时间做饭时,如何选择超市食品?………………………018
减糖饮食 Q&A ………………………………………………020
常见食物的含糖量及热量表…………………………………022

2 含糖量小于5克,最常吃的减糖家常菜

水煮鸡胸肉沙拉……………036
彩椒拌菠菜…………………037
五香鹌鹑蛋…………………038
鸡蛋火腿杯…………………040
剁椒金针菇…………………042
醋拌海带丝…………………043
葱爆羊肉……………………044
牛油果金枪鱼串……………046
蒜味煎鱼排…………………047
酒香牛肉炒青椒……………048
蒸肉末菜卷…………………049

3 不饿肚!用肉蛋类制作的减糖菜

肉类的糖和蛋白质含量 …052
猪肉……………………**054**
韩式生菜包肉………………054
果醋里脊肉…………………056
山西馅肉……………………057

烤猪肋排	058
姜烧猪肉片	059
黄瓜炒肉片	060

牛肉 062

迷迭香烤牛肉	062
牛肉豆腐煲	064
芝麻沙拉酱涮牛肉	065
五香牛肉	066
牛肉香菜沙拉	067
牛肉炒海带丝	068

羊肉 070

香草烤羊排	070
咖喱羊肉炒茄子	072
风味鲜菇羊肉	073
红酒番茄烩羊肉	074
金针菇炒羊肉卷	076

鸡肉 078

鸡肉虾仁鹌鹑蛋沙拉	078
海蜇黄瓜拌鸡丝	080
低糖炸鸡翅	081
酒香杏鲍菇炖鸡腿	082
魔芋泡椒鸡	084

铰肉 086

味噌葱香肉丸	086
番茄奶油肉丸	088
青菜卷鸡肉松	089
肉馅酿香菇	090

加工肉品 092

香菠腊肠	092
火腿奶酪芹菜卷	094
培根炒菠菜	095
炒西班牙香肠	096

水产类的糖和蛋白质含量 098

烧烤秋刀鱼	100
香煎鳕鱼佐时蔬	102
三文鱼泡菜铝箔烧	103
双椒蒸带鱼	104
泰式柠檬蒸鲈鱼	105
烤黑芝麻龙利鱼	106
魔芋丝香辣蟹	108
夏威夷蒜味虾	110
新奥尔良煎扇贝	111
花蛤五花肉泡菜汤	112
鱿鱼茶树菇	113
日式梅干沙司拌章鱼秋葵	114

蛋豆类的糖和蛋白质含量 116

蛋类 118

香滑蛤蜊蛋羹	118
鸡蛋狮子头	120
焗口蘑鹌鹑蛋	121
滑子菇煎蛋	122
韭菜咸蛋肉片汤	123

大豆制品 124

麻婆豆腐	124
红油皮蛋拌豆腐	126
凉拌油豆腐	127
煎豆腐皮卷	128
瘦肉蟹味菇煮豆浆	130
咸蛋黄烧豆腐	131
梅干纳豆汤	132

4 沙拉和腌菜，提前做好，随时享美味

法式酱汁蔬菜沙拉……136
鲜虾牛油果沙拉……138
苦瓜豆腐沙拉……139
油醋汁素食沙拉……140
金枪鱼芦笋沙拉……142
芝麻蒜香腌黄瓜……144
香草水嫩番茄……145
潮式腌虾……146
肉末青茄子……148
自制减糖酱料……**150**
浓醇芝麻酱……152

自制沙拉酱……152
酸甜油醋酱……152
风味葱酱……153
柠檬油醋汁……153
无糖烤肉酱……153
意式蒜味海鲜酱……154
多味奶酪酱……154
罗勒酱……154
香菜酱……155
蒜香番茄酱……155
香草奶油酱……155

5 汤品和炖煮菜，滋养身体不长胖

红酒炖牛肉……158
腊肠魔芋丝炖鸡……160
清炖羊脊骨……161
番茄泡菜海鲜锅……162
法式虾仁浓汤……164
淡菜竹笋筒骨汤……165

黄豆鸡肉杂蔬汤……166
茄汁菌菇蟹汤……168
辣味牛筋……169
白菜炖狮子头……170
姜丝煮秋刀鱼……172

6 减糖甜点，让甜蜜"零负担"

咖啡蛋奶冻……176
减糖提拉米苏……178
红茶布丁……179
抹茶豆腐布丁……180

黄豆粉杏仁豆腐……182
椰奶猕猴桃冰棍……183
豆浆酸奶冰激凌……184
海苔芝麻奶酪球……186

1

给家常菜"减糖",让你吃饱又吃瘦

你曾想过每天大鱼大肉、三餐吃饱,依然能越吃越瘦吗?其实很简单,只要把身体调整到优先燃烧脂肪的代谢状态,你就可以变成怎么吃都不胖的人。让减糖饮食帮你轻松实现这个目标。

减糖饮食：
建立瘦身的良性循环

减糖不仅有助于身体健康，而且也是快速瘦身的秘诀。但是，大多数人的饮食仍以精致淀粉以及含糖量较高的食物为主，因此身体无法开启瘦身的"开关"，使减肥变得相当困难。

减糖饮食三大优点——不饿肚、不反弹、易坚持

要弄明白什么是减糖饮食，首先要知道糖类到底是什么。所谓的糖类，不仅仅指白糖，还包括碳水化合物减去膳食纤维后剩下的部分，而在碳水化合物中，膳食纤维的含量非常少，因此可以认为，碳水化合物几乎是糖类构成的。我们日常的主食，如米饭、面条、面包，以及根茎类蔬菜，如土豆、红薯、山药、胡萝卜，这些食物都含有大量的碳水化合物。

不同于一般的减肥法则主张控制油脂及总热量，减糖饮食的关键是控制碳水化合物的摄取。对于长期大量摄入碳水化合物的人来说，实行减糖饮食后减肥效果会特别明显。

迅速瘦身是减糖饮食的一大特征。由于限制了碳水化合物的摄入量，因此也无须计较总热量的多少。蛋白质作为身体必需的营养素，应该积极摄取，它并非瘦身的敌人，所以一般被认为是减肥大忌的肉类是可以放心食用的。除此之外，酒类中也有很多含糖量低的。如此一来，进行减糖饮食既不用忍饥挨饿，又不用刻意选择口感寡淡的食材，想要坚持下去非常容易，并且不易反弹。

对于某些嗜糖如命的人，一开始进行减糖饮食可能会比较痛苦，但当身体适应一段时间之后，会发现自己不仅更瘦、更美，而且更健康，不知不觉养成了易瘦的体质。

在减糖饮食初期，务必积极做功课，弄清楚各种食物含糖量的多少，慢慢制订出适合自己的低糖菜谱。

○ 含糖量多的食物

习惯减糖饮食,让身体习惯燃烧脂肪

为什么摄取过量的糖类容易发胖呢?人体有三大营养物质——糖类、蛋白质、脂肪,由于糖类最容易被身体所利用,因此人体摄取了糖类之后,身体会优先将其转化为能量来利用,等糖类消化完之后,才开始消耗体内的脂肪。也就是说,过多地摄入糖类物质,会使身体几乎没有机会消耗脂肪,多余的脂肪就会一直以"肥肉"的形式储存在身体里。另外,人体摄入糖类之后,身体会分泌胰岛素来降低血糖,而胰岛素会刺激人想吃更多的糖,因此陷入恶性循环,不知不觉吃进越来越多的糖类,造成肥胖。

明白了以上原理,就很容易理解减糖饮食的诀窍,那就是少吃含糖量高的食物。蛋白质和脂肪不会导致血糖升高,可以正常摄取。通过少吃糖类,多摄取蛋白质、脂肪、维生素等营养素,身体就会逐渐适应先消化脂肪,从而达到瘦身的目的。脂肪分解后产生的酮体也会被身体用作能量来源,加速脂肪的燃烧。身体一旦建立起这种良性循环,自然就容易瘦下来。

○**减糖瘦身的良性循环**

减糖饮食的三个阶段，打开身体的"快瘦开关"

减糖饮食会使身体摄入的糖分大大减少，因此需要给身体一个逐渐适应的过程，最后使身体习惯这种饮食结构，达到新的平衡状态。我们可以大致上把减糖饮食分为适应期、减量期、维持期三个阶段。

1 适应期
每餐饭含糖量＜20克（每天摄入总糖量＜60克）

2 减量期
每餐饭含糖量＝20克（每天摄入总糖量＝60克）

3 维持期
20克＜每餐饭含糖量＜40克（60克＜每天摄入总糖量＜120克）

适应期

为了让身体迅速适应减糖饮食，建议采用本书第二章的减糖食谱，将每道菜的含糖量控制在5克以下。

在这个阶段，每餐摄取的糖类必须低于20克，一天摄入的糖类总量必须低于60克。这可能是较有挑战性的一个阶段，但是由于刚刚开始实行减糖饮食，自信心和热情较足，因此大部分人都能够顺利地度过这一阶段。

适应期的最短时间为一周，如果能坚持两周效果会更好。在这段时间，需要努力适应大幅降低糖类摄取量的饮食方式，对于之前习惯摄入大量糖分的人来说，最好先熟记哪些食材可以选用，哪些食材尽量不要选用，列出一份清单。例如，调味料可使用盐、胡椒、酱油、味噌、沙拉酱、八角、桂皮、茴香、香草、柠檬等，避免使用番茄酱、豆酱、淀粉等，学会享用原味的食材。

适应期唯一的秘诀就是彻底断绝含糖高的饮食，不要犹豫不决。万一出现焦虑、头痛等不适症状，可以补充椰奶或椰子油来缓和。

减量期

本阶段建议采用本书第三章含有肉类、蛋类、豆制品的食谱，第四章的蔬菜食谱以及第五章的汤品和炖菜，享受多样的减糖饮食，增加坚持的动力。

经过一周至两周的适应期，便可进入减量期，每餐摄取的糖类可比适应期稍多，但也不能高于20克。

每个人减量期持续的时间不等，需要持续进行，达到目标体重为止。但一般而言，一旦达到与身高匹配的标准体重，体重就很难再大幅下降，继续减肥还有可能损害健康，因此务必科学设定目标体重。这一时期由于摄入了足量的蛋白质，因此在减重的过程中也能维持健康和美丽。

为了能够长期执行减量期的饮食，可稍微吃些鲜奶油、无糖酸奶，根茎蔬菜也可偶尔食用，每餐摄入的总糖量不超过20克即可。途中如果感到难以坚持或者体重出现暂时的波动，请不要影响心情，持之以恒才是成功的关键。

快速估算20克含糖量

○米饭50克≈约1/3碗饭
○法棍面包37克＝约4厘米厚的一片
○煮熟的挂面80克＝约30克干面
○煮熟的意大利面75克＝约30克干面
○煮熟的乌龙面100克＝约35克干面
○煮熟的荞麦面80克＝约40克干面
○一个中等大小的土豆

维持期

本阶段除了可以选择减量期的食谱，还可以适量选择第六章中的甜点，并可少量摄取胡萝卜等含糖量高但营养丰富的食材，持续执行轻松的减糖饮食。

一旦达到目标体重，就可以进入维持期了。在这个阶段，可以稍微吃一点前两个阶段中完全不能碰的食材和菜品，但是也要时刻提防反弹，建议慢慢地增加糖类的摄取量，避免一次吃太多。

有些含糖量高的食物，如意大利面、比萨等，很容易一不小心就吃太多，这有可能导致减糖饮食前功尽弃，因此要时刻保持清醒，按照先前的习惯，先计算好分量再食用，切不可凭借感觉来决定每种食物的摄取量。

小贴士

ⓐ 在适应期最好刻意多摄取蛋白质，彻底摆脱对糖分的依赖。

ⓑ 米饭、面条等主食的含糖量都很高，要习惯只摄入正常分量的三分之一。

ⓒ 喜欢吃甜食的人也可以大胆尝试减糖饮食，因为身体一旦习惯了减糖饮食，就不会像以前一样有特别想吃甜食的欲望，人也会越来越健康。

让减糖饮食100%成功的四个心法

做任何事情，首先要树立正确的观念，这样才容易成功，减糖饮食也不例外。作为不同于传统减肥观念的新式减肥法，减糖饮食打破了人们对于脂肪的恐惧，并要求将每一餐的糖分摄取进行量化。时刻牢记以下四个心法，将对你大有帮助。

心法1：记住万事开头难，度过最艰难的前两周

对于习惯了三餐必有碳水化合物类主食的中国人来说，减糖饮食是一种全新的饮食方式。在最初的两星期务必拿出意志力，严格按计划执行减糖饮食，直至身体逐渐适应。如果不够坚决，慢慢地降低糖分摄入量，就好比一边踩油门、一边踩刹车，不仅无法达到效果，也会让身体更加难受，在心理上也无法戒除对主食的依赖。

心法2：接受"高蛋白"和"高脂肪"的饮食新观念

根据减糖饮食的理论，在日常饮食中需要避开的只有糖分，而富含蛋白质的肉类、蛋类、奶制品等，以及富含良性油脂的坚果类，则可以足量摄取，这样就可保证身体所需的能量和营养成分，在整个减肥期间也不会感到饥饿难耐。因此，在开始减糖饮食之前，务必接受"能吃肉、不能吃糖"这一全新的饮食观念，切勿与其他的减肥饮食理论相混淆。

心法3：减少外出就餐，将每一餐的含糖量掌控在自己手中

减糖饮食需要持之以恒，一旦将糖分的摄入量降下来，就不能三天两头超标，如果经常在外就餐，就很难保证减糖饮食的顺利进行。有心瘦下来，须养成自己做饭的习惯，自己做饭便于灵活掌握材料、调味料、分量，每餐吃了多少糖心里清清楚楚。对于时间紧迫，很难每天下厨的人，可以按照本书的建议一次做好数天分量的菜品，放入冰箱冷藏，同样能逐渐养成减糖的饮食习惯。

心法4：养成减糖饮食习惯，不被暂时的体重影响心情

如果严格执行减糖饮食，通常在短时间内便可以迅速地减轻体重，实现瘦身。但是仍然有两个需要注意的问题：第一，减糖饮食追求的是健康瘦身，一旦体重下降到标准体重，就很难继续下降了，出于健康考虑，不建议将体重减至标准体重以下；第二，在减量期，可能会由于控制不住对糖分的渴望，而导致体重出现波动，此时千万不要灰心丧气，只要把减糖饮食当作一种长期而固定的饮食习惯，瘦身就是早晚的事，而且体重一般都不会反弹。

食材大搜索！
减糖期间，你可以吃什么？

　　由于减糖饮食的唯一标准是含糖量，因此有些一直被公认的减肥食物，其实并不适用于减糖饮食法。相反，奶油、沙拉酱这类令减肥者谈之色变的食物，含糖量其实并不高，需要注意的是，有些蔬菜的含糖量也很高，须谨慎选择。

能吃的食物

○猪肉、牛肉、羊肉、鸡肉、鸭肉等
○肉类加工品，如火腿、香肠、培根等
○所有鱼类和海鲜
○蛋类
○豆类及豆制品，如豆腐、豆皮、腐竹、豆干、无糖豆浆、纳豆等
○天然奶油、优质好油
○非根茎类蔬菜
○菌菇类
○魔芋制品
○海带、海藻
○奶酪
○坚果类

不能吃的食物

○米饭、面条、意大利面、面包、麦片、饺子皮等
○零食，尤其是甜点
○含有小麦粉的加工食品，如咖喱块
○干果，如葡萄干、蔓越莓干、杏干等
○市售蔬果汁或添加人工甜味剂的饮料

蔬菜、水果、调味料、酒类，都须谨慎选择

【蔬菜、水果】

叶菜类的蔬菜都可以放心选择，但是根茎类蔬菜碳水化合物含量很高，如各种薯类、南瓜、胡萝卜、玉米等，在适应期和减量期最好不吃，维持期可少量食用。在水果中，牛油果和柠檬的含糖量较低。此外要弄清楚，水果的含糖量并非由口感决定，例如山楂、火龙果的含糖量就远远高于西瓜的。

【调味料】

调味料是容易被忽视的"含糖大户"，如果不注意调味料的选择，很容易使减糖饮食的效果大打折扣。一般来说，尽量使用盐、花椒、胡椒、酱油、油类等简单的调味料，如果喜欢浓郁的口味，可再添加一些香草或香料。绝对不可使用白砂糖，此外，番茄酱、甜面酱、甜味酱料、烤肉酱等各类酱料的含糖量也很高，最好不用。

【酒类】

减糖饮食不必戒酒，但是也并非所有酒类都可以饮用，还须仔细区分。蒸馏酒类，如白酒、威士忌、伏特加以及无糖的发泡酒、红酒都可以少量饮用。但啤酒、黄酒等酿造酒，梅子酒等水果酒以及甜味鸡尾酒则不宜饮用。

使用替代调味品，美味不打折

- 白砂糖换成罗汉果代糖、甜菊糖
- 番茄酱换成纯番茄汁或番茄糊
- 甜面酱换成减糖甜面酱
- 料酒换成红酒或者蒸馏酒
- 小麦粉换成黄豆粉、大豆粉、豆渣、米糠
- 水淀粉换成含较多黏液的食材，如秋葵等

自己做饭,
才能严格执行减糖饮食

减糖饮食要求我们将每餐饭的含糖量都计算出来,很多人会怕麻烦而中途放弃,因为能吃的食物有限,每餐都要慎选食物。针对这种情况,不妨事先准备四至五天分量的菜品,这样每周只要做一到两次饭,就能轻松减糖。

好处1:很晚下班回家,也能遵守减糖饮食

对于很多上班族来说,虽然有心执行减糖饮食,但是晚上下班回家已经很晚了,根本没有时间和精力开伙,这时很容易随便吃一些外卖食物,不知不觉就摄入了过量的糖分,并且因此很有挫败感。如果冰箱里有之前做好的减糖常备菜,就完全不用担心了。将事先做好的减糖菜从冰箱里拿出来,装好盘,再用微波炉热一下,就可以享用一顿美味的减糖餐了!

好处2:早上不花时间,只须把做好的菜放进便当盒就好

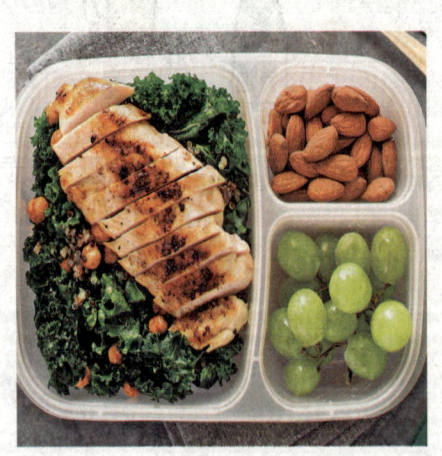

一旦开始执行减糖饮食,每天的午餐就要自己准备了,而不要吃外卖或者超市的现成食品。其实,制作减糖便当比制作普通便当容易得多,即使是平时没有每天做饭的人也能轻松搞定。因为一次就做好几天的分量,并不用每天开伙,而且可以一次做好5~6种不同的菜品,每天早上搭配2~3种菜放进便当盒,就可以出门。

好处 3：冰箱常备自制减糖零食，不会因为嘴馋而破戒

肚子饿了又没到饭点，大部分人都会下意识地找些零食来吃，而选择的零食往往是市售的甜点、面包、炸鸡、薯条等高糖食品，此时不如从冰箱里取出事先做好的沙拉、卤鹌鹑蛋、减糖甜点等零食，既能满足口腹之欲，又不用担心破戒。自己做的零食不含添加剂，吃起来也更安心。

好处 4：想喝点小酒时，随时取出减糖下酒菜

在执行减糖饮食期间，也能适量饮些白酒、红酒、威士忌等酒类，配上事先做好的减糖常备下酒菜，便能享受小酌的乐趣。减糖料理不同于一般的减肥餐，会巧妙地搭配各种肉类、蛋类、豆类等，特别适合用来当下酒菜，人们完全不会感受到来自减肥的压力和痛苦。

好处 5：菜品灵活搭配，轻松维持营养均衡

可以利用周末空闲的时间，一次性做好几道减糖常备菜，放进冰箱冷藏保存。平时只要拿到餐桌上就有好几道菜了。另外，准备好一道纯肉类的菜，每次取出一部分来搭配不同的蔬菜及调味料，就可以变换出多种菜品花样，还能保证不同营养的摄入。本书也推荐了丰富的副菜菜单，便于你随意搭配，均衡摄取蛋白质、脂肪、膳食纤维、维生素和矿物质等。

好处 6：一次做好几份，减少剩菜又省钱

开始减糖饮食之后，你会发现花在食物上的钱越来越少，这也是减糖饮食的意外好处。首先，由于几乎不会在外用餐，而改为自己买原材料烹制食物，日积月累便节约了一大笔开支。其次，肉类、豆类、蔬菜等食物，如果只做一顿的分量，很容易有剩菜，而如果买的量少，在价格上又不够实惠。减糖饮食可以一次做好几餐的分量，你可以在超市选购实惠的大包装原材料，并且每餐都不会有剩菜，方便又省钱。

学会这6招，
减糖饮食一点都不难

如何才能避免不小心吃进过多的糖分？怎样才能不用花费太多时间思考和计算餐食的含糖量，轻松保证减糖饮食的营养均衡？哪些好习惯有助于长期坚持减糖饮食？学会一些小技巧，能让你的减糖饮食进行得更加顺利。

一目了然的"拼盘计量法"

采用减糖瘦身法需要注意两个问题：第一是每餐饭中的含糖量、蛋白质总量，第二是各种营养素的均衡摄取。针对第一个问题，由于减少了糖分的摄入，因此必须保证摄入足够的蛋白质以供给身体能量，一个人每天所需的蛋白质，大致可用每千克体重摄取1.2~1.6克蛋白质来计算，也就是说，体重50千克的人，每天需要摄入60~80克蛋白质。针对第二个问题，在各种营养物质中，除了糖分改用蛋白质和脂肪代替外，其他如膳食纤维、维生素、矿物质仍要均衡摄取，这些物质大量存在于蔬菜、海藻、菌菇类等食物中。

即使明白了以上两个问题，还是不知道该怎么吃？有一个很简单的办法，就是蛋白质和蔬菜对半的"拼盘计量法"。具体做法为：准备一个较大的盘子（直径约为26厘米），在盘子的一半区域放满蛋白质菜品，也就是大约100克的肉类、蛋类，不想全部吃荤的人可以加入少量豆制品；在盘子的另一半区域放满叶菜类，稍微再加上一点豆类、海藻、菌菇类。这样的一餐饭，就能同时满足以上两个条件。

看起来越丰盛，可能含糖量越低

先看看以下两份菜单，你认为哪份菜单更有助于减肥？

菜单1	菜单2
乌冬面1碗（约200克）	剁椒金针菇1人份 ▶ P42
凉拌豆芽粉丝1碟（约60克）	金枪鱼芦笋沙拉1人份 ▶ P142
腌沙丁鱼3小条（约90克）	法式虾仁浓汤1人份 ▶ P164
香草鱼饼2小块（约30克）	低糖炸鸡翅1人份 ▶ P81

第一份菜单给人的感觉是清淡并且小份，吃起来有利于消化，而且油脂也不多，是大部分人观念中减肥餐的典范。但如果仔细计算一下这些菜品的含糖量，结果也许会与你的第一感觉完全不一样，这份套餐虽然热量很低，只有2269千焦（542千卡），但含糖量却高达72.9克！

第二份菜单可谓大鱼大肉，既有香脆诱人的炸鸡翅，又有海鲜浓汤、荤食沙拉、清口小菜，品种丰富，可以大快朵颐。吃得这么多、这么好，在减肥期间你一定会很有负罪感吧？但其实这份套餐的含糖量只有31.3克，还不到第一份套餐含糖量的一半。

要想顺利地实行减糖饮食，就要彻底改变饮食观念，清淡、低脂的饮食方式并不是减糖饮食所要遵循的。放下那些想当然的负罪感，开始科学瘦身吧！

记住装便当的顺序，连角落都塞满

自己做的减糖便当绝对比外卖或超市食品的含糖量低。在准备便当时，按照下面的顺序进行：首先确定蛋白质类食物的量，即先放入肉类、蛋类、豆制品，并记住分量；接着放入比蛋白质分量更多的蔬菜；最后剩下一些小空隙，塞进海带丝、海藻、菌菇类。这样就完成了一个减糖便当。

对于大多数人来说，吃生蔬菜会不太习惯，因此蔬菜可用沸水焯烫一两分钟后再

放入便当。在焯烫时，往沸水中加少许食用油和盐，这样烫出来的蔬菜不仅颜色和营养成分被牢牢锁住，而且略有咸味，不需要再加调味料也能食用。在便当的空隙中塞入海带、海藻等食材，不仅能有效利用空间，而且能为身体补充大量膳食纤维和矿物质，有助于营养均衡，提高了便当的营养价值。

如果打算带两个便当盒，那就更简单了。只需要在两个便当盒中分别放入蛋白质和蔬菜就完成了。添加酱料时要特别注意含糖量，可参考本书介绍的自制减糖酱料。

习惯于用坚果和海产品当点心

肚子饿或者嘴馋的时候可以吃点心吗？当然可以，只要按照减糖饮食的原则，选择含糖量低的零食就行了。最好选择下列食物：

坚果类	鱿鱼丝
不同坚果的含糖量也不一样，但每粒的含糖量大多在 0.1~0.3 克之间。坚果的好处是营养丰富，尤其是不饱和脂肪酸含量丰富，因此即使很少的量也能提供饱腹感，同时具有延缓衰老的功效。注意不要挑选盐分高的调味坚果，最好选择没有人工调味的原味坚果。	50 克的鱿鱼丝含糖量仅为 0.2 克，是几乎无糖并且富含蛋白质的优质零食。但是同样应注意不要摄取太多盐分，最好选择低盐鱿鱼丝。
小鱼干	烤海苔
小鱼干几乎不含糖分，一大勺小鱼干的含糖量仅为 0.1 克，同时富含钙质和其他矿物质。钙质有缓解压力、舒缓情绪的作用。小鱼干非常适合在减肥期间作为零食。	10 克的烤海苔的含糖量只有 0.5 克，而且海苔有天然的甘甜滋味，矿物质含量也很丰富，吃起来很有嚼劲，因此食用海苔容易获得满足感。注意市售的烤海苔如果加了酱油成分，可能会使其含盐量大大增加，一次不要吃太多。

平时准备好这些低糖零食，随时带在身上对抗饥饿感，以免饥不择食地吃进各种高糖分零食，让减糖饮食前功尽弃。零食的摄入量以每天 50 克为宜，不要吃得太多，更不能用零食来代替正餐。可以准备小一些的容器，提前装好一天的分量，吃的时候细嚼慢咽更容易获得饱腹感。

补充矿物质和 B 族维生素

有些人会发现，即使自己少吃米饭、面条、面包等碳水化合物，多吃蛋白质和蔬菜，体重依然降不下来。这其实还是营养不够均衡导致的，这些人的体内往往缺乏维生素和矿物质。脂肪要燃烧，需要 L- 肉碱，而这种物质在体内的代谢需要维生素和矿物质的协助。所以，即使降低了糖分的摄入量，但体内缺乏锌、铁、B 族维生素等营养物质，脂肪依然无法快速燃烧。

如何补充矿物质和 B 族维生素呢？有一个简单实用的方法是选择富含矿物质和 B 族维生素的调味料。可选用以下调味料来制作减糖饮食：

紫菜	白芝麻
紫菜的蛋白质含量高达 28%，并还有丰富的维生素 A、B 族维生素，以及钙、铁、镁、碘等矿物质。	白芝麻中的钙、镁、铁、锌、磷等矿物质的含量是牛奶的 6 倍，并且膳食纤维、维生素、叶酸的含量也很丰富。
黑芝麻	虾皮
黑芝麻与白芝麻的营养成分类似，其外皮中还有一种叫作花色素苷的多酚类物质，具有抗氧化的作用。	虾皮的钙含量特别丰富，有助于加快人体的新陈代谢速度，促进脂肪的燃烧，其所含的甲壳素有帮助排毒的功效。
香菇粉	柴鱼粉
很容易自制香菇粉，将干香菇放入搅拌机中，用干磨功能打成粉即可，将香菇粉作为调料不仅能为减糖饮食增添鲜味，还能补充钙质和维生素 D，预防骨质疏松。	柴鱼粉的蛋白质含量大于 40%，是一种优质蛋白，并且富含钾、钙、镁、铁、磷等多种矿物质，味道也十分鲜美。

不喝汤汁可大大减少糖分摄入量

除了汤品之外，其他菜品如炒菜和炖煮菜的汤汁不建议饮用，这样可以大大减少糖分和盐分的摄入量，使减糖瘦身的效果更佳。

在外用餐时，
如何执行减糖饮食？

在外就餐存在很多减肥陷阱，比如明明吃起来是咸味的东西却含有糖分，就算十分小心地挑选食材，也不可能将调味料的成分弄清楚。记住以下几个原则，可以降低掉入糖分陷阱的概率。

选择烹制手法简单的菜品

一般来说，中式餐馆大多会使用水淀粉勾芡，无形中增加了菜品的含糖量。日本料理中会大量使用味淋、砂糖、含糖分的酒来调味，也不宜选择。而意大利料理、法国料理、地中海料理中，有很多适合减糖饮食的选择，例如采用烧烤、炭烧等方式烹制的肉类和鱼类。但西餐中的副菜如玉米、土豆等含糖量很高，尽量不吃或少吃。此外，肉类、沙拉的酱汁成分复杂，最好不要直接淋在食物上，边吃边蘸取可以减少酱汁的摄入量。

【中餐厅用餐减糖原则】

先吃菜再吃肉

中餐的单一菜品很难实现肉类与蔬菜各一半的比例，因此需要自己按比例搭配食用。在点餐时，可以按凉菜、炒蔬菜、肉菜的顺序开始点，凉菜最好有叶菜类、海带等，肉类选择不用甜面酱、番茄酱等酱料制作的。如果是油炸肉类，要问清楚外面是否裹了面粉、面包糠等。在吃菜时，建议先吃菜再吃肉，这样可以避免因过早吃饱而使蔬菜的摄入量远远低于肉类的摄入量。

挑味道胜过挑食材，慎选饮品

由于炒菜有可能在烹调时使用了水淀粉、番茄酱、甜面酱等调味料，因此即使是以蔬菜为主菜，也不能将其作为减糖的首选菜品，更不能选择口味重的炒菜。而清炖肉汤、原味烤羊排等菜品由于不添加太多调味料，反而是中餐馆的减糖首选。此外，不要在就餐时饮用任何含糖饮料以及啤酒，可选择不甜的红酒或者白酒。

【西餐厅用餐减糖原则】

选择清蒸或烧烤的烹饪方式

以意大利餐为例,虽然给人一种精致、易胖的印象,但意大利菜品种很丰富,除了面包和意大利面不能点之外,各式肉类或鱼类均可尽情享用。最好选择以清炖或烧烤的方式烹饪的菜肴,如腌肉、蔬菜肉排、烤蔬菜、炖煮海鲜、蒜味虾、小肉排、奶酪拼盘等。香草烤肉可能添加面包糠,点餐时须留意。

法式料理慎选酱汁

在法式餐厅点菜时,使用了奶油面糊的黑椒汁和白汁最好不要点,米饭、面包、甜点也不能点。鹅肝酱、法式酱糜、法式烤肉、红酒炖煮食品、腌渍物、法式蜗牛、生蚝、松露都可以享用。吃全套法国料理时,建议先从蔬菜吃起,因为蔬菜中含有丰富的膳食纤维,可以减缓身体对糖分的吸收。

【日式料理用餐减糖原则】

烤、炖煮、照烧的料理注意酱汁

首先吃一些腌渍菠菜、海藻等小菜开胃。烤、炖煮、照烧之类的菜品中,酱汁一般含有大量砂糖和味淋,食用时要多注意。鱼类建议点烤鱼或生鱼片,秋刀鱼或鱼干最好选择盐烤的。连锁店的腌菜往往会添加很多甜味剂,要多加留意。

套餐少吃主食

如果点了套餐,就只吃主菜、副菜和汤品,少吃白米饭,多吃一点豆制品,如冻豆腐以及叶菜类的小菜和沙拉。不宜选择土豆沙拉、通心粉沙拉等含糖量高的沙拉。选择姜丝炒猪肉、盐烤鱼肉、生鱼片套餐最好,油炸料理要挑选面衣薄一点的。

没时间做饭时，如何选择超市食品？

在减糖饮食期间，自己挑选天然食材、自己烹制菜品是最理想的，但总会有没时间做饭的时候，需要买些能快速食用的超市食品。其实只要仔细检查好包装上标明的营养成分，确认含糖量，选择超市食品也能继续进行减糖饮食。

养成看营养成分表的习惯

正规的超市食品都会在比较显眼的位置标出营养成分表，例如某混合坚果的营养成分表如下：

营养成分表	
项目	每100克含
热量	2206千焦
蛋白质	3.2克
脂肪	10.6克
碳水化合物	4.7克
钠	11毫克

想知道食品的含糖量，只要看营养成分表中的碳水化合物一项即可。所谓的糖分，就是碳水化合物减去膳食纤维之后的成分，膳食纤维的含量本身很少，因此可以将碳水化合物的含量视为含糖量。需要注意的是，营养成分表中一般标注的是100克该食物的各成分含量，因此还要看一下每份食物的净重量。

蛋白质类：首选清蒸，油炸可适量

减糖饮食必须保证蛋白质的摄入量，清蒸的食品是较好的选择，但像炸鸡一类的油炸肉类，注意适量即可。除了肉类以外，鸡蛋或豆制品也是不错的选择。

○鸡腿、鸭腿以及不含淀粉的火腿的制作过程中没有用太多调味料，可以随意选用，其清爽的口感很适合当下酒菜。

○制作过程中没有添加砂糖的卤蛋、咸鸭蛋、皮蛋，可以放心食用。

○鸭脖、鸭舌、鸡胗等制作时可能加了很多含糖分的调料，可以用热水浸泡10分钟之后再食用。

蔬菜、生鲜类：买现成的食品

可以在超市生鲜区购买现成的蔬菜沙拉，如果沙拉中有鸡肉、毛豆、海藻更好。食用时不要将酱料全部挤在食材上，最好一边吃一边加。

○腌渍的什锦凉菜可以适量享用，但不要加粉丝，同时避免挑选藕片、胡萝卜、山药、南瓜、玉米等制作的腌菜。

○可以选择便利店的水煮牛肉丸、咖喱鱼丸，可以搭配酱油或醋，但不要搭配番茄酱、甜辣酱。除此之外，不要选择乌冬面、车仔面等。

○吃关东煮或麻辣烫要慎选食材，豆腐、鸡蛋、魔芋丝、海鲜、海带都是不错的选择，白萝卜吃一块就好，切记不要喝汤。

零食类：成分越简单越好

零食类尽量选择奶酪、肉类、毛豆、青豆制成的，例如奶酪片、牛肉干、鱿鱼丝、小鱼干、蒜味青豆，以及坚果、海苔。

○富含蛋白质的毛豆、青豆和奶酪很适合当零食食用。奶酪的味道浓郁，可增加饱腹感。

○牛肉干、鱼干、鱿鱼丝也是不错的方便食品，既能缓解饥饿又能补充大量蛋白质。

○选择混合坚果时，注意里面是否加入了水果干，如蔓越莓干、葡萄干、蓝莓干等，这些果干含糖量较高，最好少吃。

罐头食品：优先选鱼类罐头

罐头食品最好选择鱼类，如金枪鱼罐头、三文鱼罐头、凤尾鱼罐头。水煮的罐头最好，油浸的也可适量食用，但不要选择茄汁风味的。罐头午餐肉中一般添加了淀粉，不宜食用太多。

○如果想喝汤，在某些超市中也能买到速食汤品，与方便面类似，加入沸水冲泡几分钟即可，鸡蛋紫菜汤或豆腐味噌汤都是不错的选择。

○水果罐头不宜选择，因为这些罐头在制作过程中加入了很多糖分，对减肥不利，不如食用含糖量低的新鲜水果。

减糖饮食 Q&A

Q1 生理期很想吃甜食，怎么办？

无须刻意忍耐，选择低糖甜点就好。

减糖饮食本来就拒绝饿肚子，尤其是在身体较虚弱的生理期，越是忌口忍耐，越容易积累压力，导致挫败感甚至中途放弃。本书最后一章介绍了减糖饮食期间也可以食用的甜点，只要适量摄取，完全不用担心会减肥失败。

Q2 平时很多应酬，可以进行减糖饮食吗？

**可以。
平时对各种食物和调味料的含糖量多做功课，在应酬场合选择自己要吃的菜。**

减糖饮食不用禁酒，因此在应酬场合或亲友饭局中也不会显得尴尬，是可以持之以恒的减肥方法。聚餐或应酬时，如果能够自己点菜，可以参考本书先前介绍的中餐、西餐、日本料理的减糖点餐原则；如果是别人点菜，可以根据平时掌握的减糖知识慎选自己所要吃的菜。如果场合特殊，实在难以拒绝、非吃不可，那么干脆放松心情愉快地接受，调整下一餐的饮食或是第二天的饮食就行了。

Q3 什么情况不能使用减糖饮食法减肥？

生病或是正在服用某些治疗药物的人，不建议使用减糖饮食法。

对于体质尚好的健康人来说，采用减糖饮食法之后，身体经过短暂的适应期便可调整到新的平衡状态，使脂肪燃烧的速度加快。也就是说，减糖饮食会暂时打破身体原先习惯的平衡状态，如果在生病期或正在服用治疗药物，以及身体极度虚弱的人，最好先跟医生讨论，再安排如何减肥。尤其是有下列病症或正在服用以下药物的人，进行减糖饮食前一定要跟医生讨论：患胰腺炎、肝硬化、脂质代谢异常、肝肾功能异常，服用降血糖药、注射胰岛素等。

Q4 减糖饮食期间，连水果都不能吃吗？

先确认水果的含糖量，再决定是否食用。

有些水果营养价值很高，但在减糖饮食期间，尤其是适应期，最好不要食用。在维持期可以少量食用甜度较低的当季水果，例如牛油果、柠檬、蓝莓、草莓、西瓜、哈密瓜、桃子、枇杷都是含糖量少的水果。食用前须确认水果的含糖量，只要保证每一天摄入的总糖量不超标就行。至于市售的果汁，偶尔喝一次没关系，不可经常饮用。

Q5 只要控制含糖量，食量大也没关系吗？

是的。
只要严格控制好含糖量，大可尽情享用美食。

减糖瘦身法并不是断食减肥法，而是将身体转换成优先燃烧脂肪的模式。断食或过度节食的缺点在于会刺激身体启动节能机制，从而变成无法燃烧脂肪的体质，长此以往更加容易长胖，这也是节食减肥法容易反弹的原因。除了正确掌握食物的含糖量和蛋白质含量，减糖饮食法还强调用餐时细嚼慢咽，充分刺激产生饱足感的中枢神经。

Q6 一直执行减糖饮食，为什么体重不降？

很可能是你没有均衡摄取营养素，或者本身就属于标准体重。

减糖饮食作为一种健康减肥法，针对的是体重确实超重的人群，如果你的体重本来就属于标准体重的范畴，甚至比标准体重更轻，那么即使持续进行减糖饮食，也很难继续变瘦。如果体重在标准体重以上，但还是瘦不下来，很可能是身体缺乏燃烧脂肪必需的维生素或矿物质，建议调整食谱，多样化摄取各类低糖食材，尤其是海带、芝麻、虾皮、香菇等，保证营养均衡。

常见食物的含糖量及热量表

了解各种食材的含糖量是实践减糖饮食的关键所在。通过以下表格你可能会发现,有些常吃的食物含糖量意外地高,而有些平时不敢碰的食物却几乎不含糖分。总之,了解得越多,在减肥期间的食谱搭配才越能兼顾美味,达到事半功倍的效果。(1千焦=0.239千卡)

菠菜
1把(150克)

含糖量 0.5 克　热量 105 千焦

油菜
3把(150克)

含糖量 0.6 克　热量 75 千焦

包菜
1个(1200克)

含糖量 34.8 克　热量 979 千焦

白菜
1棵(1千克)

含糖量 17.9 克　热量 553 千焦

胡萝卜
1根(200克)

含糖量 11.7 克　热量 280 千焦

番茄
1个(150克)

含糖量 5.4 克　热量 117 千焦

黄瓜
1根(100克)

含糖量 1.9 克　热量 59 千焦

青椒
2个(80克)

含糖量 2.0 克　热量 59 千焦

茄子
1个(80克)

含糖量 2.3 克　热量 67 千焦

西蓝花
1棵(250克)

含糖量1.0克　热量172千焦

白萝卜
1根(1千克)

含糖量23.8克　热量640千焦

土豆
1个(150克)

含糖量22.0克　热量431千焦

紫薯
1个(250克)

含糖量65.7克　热量1243千焦

芋头
2个(140克)

含糖量12.8克　热量293千焦

山药
1段(200克)

含糖量23.2克　热量490千焦

南瓜
1/4个(150克)

含糖量23.1克　热量515千焦

牛蒡
1根(200克)

含糖量17.5克　热量490千焦

洋葱
1个(200克)

含糖量13.5克　热量293千焦

大葱
1根(120克)

含糖量3.6克　热量84千焦

豆芽
1/4袋(50克)

含糖量0.6克　热量29千焦

玉米
1根(450克)

含糖量31.0克　热量866千焦

豌豆
1 杯（120 克）

含糖量 9.1 克　热量 469 千焦

毛豆
1 把（50 克）

含糖量 1.0 克　热量 155 千焦

红腰豆罐头
1/4 罐（100 克）

含糖量 14.7 克　热量 506 千焦

苦瓜
1 根（200 克）

含糖量 2.2 克　热量 121 千焦

甜椒
1 个（100 克）

含糖量 4.9 克　热量 109 千焦

莴笋
1 个（400 克）

含糖量 2.1 克　热量 234 千焦

芦笋
3 根（90 克）

含糖量 1.5 克　热量 67 千焦

秋葵
3 根（24 克）

含糖量 0.3 克　热量 25 千焦

芹菜
1 根（150 克）

含糖量 1.7 克　热量 63 千焦

香菜
1 棵（40 克）

含糖量 0.2 克　热量 21 千焦

魔芋豆腐
1 块（300 克）

含糖量 0.3 克　热量 63 千焦

魔芋丝
1 小碟（90 克）

含糖量 0.1 克　热量 21 千焦

香菇
2个（30克）

含糖量 0.3 克　热量 17 千焦

金针菇
1袋（100克）

含糖量 2.8 克　热量 71 千焦

蟹味菇
1袋（100克）

含糖量 1.2 克　热量 67 千焦

平菇
1把（100克）

含糖量 1.8 克　热量 84 千焦

口蘑
3个（30克）

含糖量 0 克　热量 13 千焦

滑子菇
1袋（100克）

含糖量 2.0 克　热量 67 千焦

海带
1块（10克）

含糖量 0.1 克　热量 4 千焦

海藻
10克

含糖量 0 克　热量 4 千焦

烤海苔
1片（3克）

含糖量 0.2 克　热量 25 千焦

紫菜（干）
5克

含糖量 0.9 克　热量 50 千焦

虾皮
1小把（20克）

含糖量 0.3 克　热量 130 千焦

海米
1小把（20克）

含糖量 0 克　热量 163 千焦

牛奶 1杯（200毫升） 含糖量 9.6 克　热量 561 千焦	**低脂牛奶** 1杯（200毫升） 含糖量 11.0 克　热量 385 千焦	**酸奶** 1杯（200毫升） 含糖量 9.8 克　热量 519 千焦
优酪乳 1杯（200毫升） 含糖量 24.4 克　热量 544 千焦	**鲜奶油** 1大匙（15克） 含糖量 0.5 克　热量 272 千焦	**切片奶酪** 1片（20克） 含糖量 0.3 克　热量 285 千焦
奶油奶酪 100克 含糖量 2.3 克　热量 1448 千焦	**比萨用奶酪** 50克 含糖量 0.2 克　热量 770 千焦	**马苏里拉奶酪** 1块（30克） 含糖量 0.2 克　热量 310 千焦
黄油 1小块（12克） 含糖量 0 克　热量 448 千焦	**椰奶** 1杯（200毫升） 含糖量 5.2 克　热量 1256 千焦	**豆浆** 1杯（200毫升） 含糖量 5.8 克　热量 385 千焦

纯咖啡
1杯(100毫升)

含糖量 0.7 克　热量 17 千焦

拿铁咖啡
1杯(200毫升)

含糖量 11.7 克　热量 406 千焦

红茶
1杯(100毫升)

含糖量 0.1 克　热量 4 千焦

纯橙汁
1杯(200毫升)

含糖量 21.4 克　热量 352 千焦

蔬菜汁
1杯(200毫升)

含糖量 14.8 克　热量 268 千焦

运动饮料
1杯(200毫升)

含糖量 12.4 克　热量 209 千焦

可乐
1杯(200毫升)

含糖量 22.8 克　热量 385 千焦

啤酒
1杯(200毫升)

含糖量 6.2 克　热量 335 千焦

红酒
1杯(80毫升)

含糖量 1.2 克　热量 243 千焦

白酒
1小瓶(180毫升)

含糖量 0 克　热量 1097 千焦

威士忌
1杯(30毫升)

含糖量 0 克　热量 297 千焦

香槟
1杯(110毫升)

含糖量 2.2 克　热量 335 千焦

日式饭团
1个

含糖量 38.4 克　热量 703 千焦

蔬菜三明治
1个

含糖量 27.0 克　热量 1080 千焦

甜甜圈
1个

含糖量 41.6 克　热量 1586 千焦

炸鸡块
3块

含糖量 14.4 克　热量 774 千焦

炸鸡
1块

含糖量 16.0 克　热量 1084 千焦

热狗肠
1根

含糖量 3.7 克　热量 745 千焦

豆沙包
1个

含糖量 57.7 克　热量 1373 千焦

肉包
1个

含糖量 35.8 克　热量 1013 千焦

泡面
1碗

含糖量 41.6 克　热量 1478 千焦

腌菜
1人份

含糖量 3.3 克　热量 159 千焦

调味水煮蛋
1个

含糖量 0.7 克　热量 276 千焦

玉米沙拉
1人份

含糖量 3.7 克　热量 234 千焦

烤鸡肉串
1 串

含糖量 7.1 克　热量 410 千焦

凉面
1 人份

含糖量 68.8 克　热量 1658 千焦

乌冬面
1 人份

含糖量 62.4 克　热量 1771 千焦

猪肉蔬菜饭
1 人份

含糖量 114.4 克　热量 4161 千焦

奶酪汉堡牛排
1 人份

含糖量 30.6 克　热量 2532 千焦

牛排
1 人份

含糖量 0.6 克　热量 2168 千焦

炸虾
2 只

含糖量 9.8 克　热量 561 千焦

牛杂汤
1 人份

含糖量 12.6 克　热量 1457 千焦

芝士焗饭
1 人份

含糖量 82.7 克　热量 3303 千焦

蛋包饭
1 人份

含糖量 71.4 克　热量 3834 千焦

肉酱意大利面
1 人份

含糖量 97.0 克　热量 3098 千焦

培根白酱意大利面
1 人份

含糖量 70.6 克　热量 3181 千焦

味噌汤
1 人份

含糖量 3.5 克　热量 172 千焦

布丁
1 小份

含糖量 27.4 克　热量 804 千焦

素沙拉
1 人份

含糖量 3.9 克　热量 239 千焦

烤秋刀鱼
1 条

含糖量 0.1 克　热量 1226 千焦

生鱼片
1 人份

含糖量 0.5 克　热量 410 千焦

猪排
1 人份

含糖量 21.5 克　热量 2428 千焦

煎饺
6 个

含糖量 21.6 克　热量 1256 千焦

春卷
3 个

含糖量 55.4 克　热量 1825 千焦

炒面
1 人份

含糖量 60.6 克　热量 1963 千焦

炒饭
1 人份

含糖量 103.1 克　热量 3131 千焦

汉堡
1 个

含糖量 28.6 克　热量 1088 千焦

奶酪汉堡
1 个

含糖量 28.4 克　热量 1298 千焦

薯条 中份 含糖量 48.8 克　热量 1900 千焦	**鸡块** 5 块 含糖量 12.4 克　热量 1172 千焦	**热狗** 1 根 含糖量 29.8 克　热量 1247 千焦
苹果派 1 块 含糖量 25.5 克　热量 883 千焦	**玉米浓汤** 1 人份 含糖量 16.9 克　热量 632 千焦	**章鱼烧** 6 颗 含糖量 32.4 克　热量 992 千焦
牛肉盖饭 1 人份 含糖量 92.4 克　热量 2800 千焦	**炸虾盖饭** 1 人份 含糖量 126.4 克　热量 3353 千焦	**咖喱猪肉盖饭** 1 人份 含糖量 107.9 克　热量 3127 千焦
可丽饼 1 块 含糖量 43.8 克　热量 2369 千焦	**比萨** 1 片（约 20 厘米） 含糖量 43.9 克　热量 1984 千焦	**拉面** 1 人份 含糖量 62.5 克　热量 2051 千焦

白砂糖
1大匙（9克）

含糖量 8.9 克　热量 147 千焦

盐
1大匙（15克）

含糖量 0 克　热量 0 千焦

黑胡椒
1大匙（6克）

含糖量 4.0 克　热量 92 千焦

酱油
1大匙（18毫升）

含糖量 1.8 克　热量 54 千焦

醋
1大匙（15毫升）

含糖量 1.1 克　热量 29 千焦

味噌
1大匙（18克）

含糖量 3.1 克　热量 147 千焦

沙拉酱
1大匙（14克）

含糖量 0.6 克　热量 410 千焦

番茄酱
1大匙（18克）

含糖量 4.6 克　热量 88 千焦

蚝油
1大匙（18克）

含糖量 3.3 克　热量 80 千焦

黄芥末酱
1大匙（18克）

含糖量 2.3 克　热量 172 千焦

蜂蜜
1大匙（22克）

含糖量 17.5 克　热量 272 千焦

枫糖
1大匙（21克）

含糖量 13.9 克　热量 226 千焦

橄榄油
1大匙（13毫升）

含糖量 0 克　热量 502 千焦

香油
1大匙（13毫升）

含糖量 0 克　热量 502 千焦

亚麻籽油
1大匙（13毫升）

含糖量 0 克　热量 481 千焦

咖喱粉
1大匙（7克）

含糖量 1.8 克　热量 121 千焦

咖喱块
1块（17克）

含糖量 6.5 克　热量 377 千焦

辣椒酱
1大匙（18克）

含糖量 0.1 克　热量 25 千焦

鸡精
1大匙（9克）

含糖量 4.0 克　热量 80 千焦

辣椒粉
1大匙（8克）

含糖量 1.1 克　热量 96 千焦

味淋
1大匙（18毫升）

含糖量 7.8 克　热量 180 千焦

醪糟
1大匙（15克）

含糖量 0 克　热量 59 千焦

干淀粉
1大匙（15克）

含糖量 13.2 克　热量 230 千焦

面汤
1大匙（15毫升）

含糖量 1.3 克　热量 29 千焦

2

含糖量小于 5 克，最常吃的减糖家常菜

本章的菜谱适用于刚开始减糖饮食还在适应期的人，所选的菜品含糖量均在 5 克以下，并且能保证足够的蛋白质摄入量，同时方便任意搭配组合，帮你快速进入减糖状态。

水煮鸡胸肉沙拉

❄ 冷藏保存 4~5 天

> 1/4 份
> 含糖量 **0** 克
> 蛋白质 **33.5** 克
> 热　量 **678** 千焦
> （162 千卡）

材料

鸡胸肉…………2 块
黑芝麻…………适量

调料

盐………………7 克
香叶……………1 片
五香粉…………适量

做法

1. 将鸡胸肉用水洗净，对切成两半，撒上一点盐搓揉入味，放进冰箱冷藏腌制半天以上。

2. 将腌好的鸡胸肉取出，和香叶一起放入锅中，加适量水煮熟。

3. 取出煮好的鸡胸肉，用保鲜膜包起来，在保鲜膜上戳几个小孔，放入冷水中冷却 10 ~ 15 分钟。

4. 撕掉保鲜膜，取出鸡肉，将其中一半鸡胸肉裹上黑芝麻，另一半裹上五香粉，做成两种口味，放入冰箱冷藏保存，可随时取用。

彩椒拌菠菜

❄ 冷藏保存 2~3 天

1/2 份
含糖量 **1.2** 克
蛋白质 **0.9** 克
热　量 **142** 千焦
（34 千卡）

材料

彩椒…………半个
菠菜…………400 克
大蒜…………1/2 瓣
白芝麻………少许

调料

盐……………少许
香油…………2 小匙

做法

1. 将菠菜洗净，切成长段；将彩椒洗净，去蒂、籽，切成粗丝；将大蒜切成末状。
2. 锅中加适量清水烧开，放入菠菜焯煮约 2 分钟，捞出，沥干水分。
3. 取一个大碗，放入菠菜、彩椒丝、蒜末，搅拌均匀。
4. 加入适量盐、香油拌匀，撒上白芝麻即可。

五香鹌鹑蛋

❄ 冷藏保存1周

材料
鹌鹑蛋 ………… 20个

调料
丁香 ………… 5根
酱油 ………… 2大匙
辣椒酱 ………… 2大匙

做法

1. 将鹌鹑蛋用清水煮熟,捞出,剥去壳,待用。

2. 在锅中倒入酱油、2/3杯水、辣椒酱,放入丁香、鹌鹑蛋,加热至沸腾。

3. 将煮好的鹌鹑蛋连同汤汁一起倒入容器中冷却保存,加盖后放入冰箱冷藏1晚即可食用。

减糖诀窍

a 丁香的特点是既具有刺激性香料的芬芳,又具有香草的气味,就算不加糖也能吃到甜味。

b 如果喜欢吃口味重一些的卤鹌鹑蛋,还可加入花椒、八角、香叶、桂皮等调料。

c 鹌鹑蛋浸泡的时间越长越入味,建议做1周的量放在冰箱中冷藏,随吃随取,作为早餐、零食、沙拉配菜等均可。

1个
含糖量 0.2 克
蛋白质 1.4 克
热 量 67 千焦
（42 千卡）

鸡蛋火腿杯

❄ 冷藏保存 2~3 天

材料

鸡蛋…………1个
火腿…………1片
葱花…………少许

调料

比萨用奶酪………5克
盐……………少许
黑胡椒碎………少许
百里香碎………少许
橄榄油………1小匙

做法

1. 在蛋糕杯内侧涂抹一层橄榄油。
2. 取一片火腿，放入杯中作为铺底。
3. 在火腿片上撒上比萨用奶酪，再打入1个鸡蛋。
4. 用烤面包机或者预热到170℃的烤箱烘烤15分钟左右。
5. 取出烤好的鸡蛋火腿杯，趁热均匀撒上盐、黑胡椒碎、葱花、百里香碎即可。

减糖诀窍

a. 这道鸡蛋火腿杯的制作和携带都很方便，适宜当早餐和便当菜，为营养加分。

b. 用制作甜点的蛋糕杯做这道减糖美食，大小刚刚好，也可以用小陶瓷马克杯。

c. 还可以在这道美味中加入喜欢的蔬菜，例如将菠菜焯好水，在打入鸡蛋之前放进蛋糕杯中即可。

d. 一次可做5~6份，备好1周的量。

1份
含糖量 0.5 克
蛋白质 10.0 克
热　量 548 千焦
（131 千卡）

剁椒金针菇

❄ 冷藏保存 4~5 天

1/4 份
含糖量 **1.3** 克
蛋白质 **2.8** 克
热　量 **88** 千焦
（21 千卡）

材料
- 金针菇…………200 克
- 剁椒……………50 克
- 蒜末……………少许
- 葱花……………少许

调料
- 酱油……………1 小匙
- 橄榄油…………1 小匙

做法

1. 将金针菇清洗干净，用刀切去根部，再掰散，摆入盘中。
2. 取一个小碗，倒入备好的蒜末、剁椒、酱油和橄榄油，搅拌均匀，调成酱汁。
3. 将调好的酱汁均匀淋在金针菇上。
4. 蒸锅中注入适量清水烧开，放入金针菇，大火蒸 5 分钟。
5. 将蒸好的金针菇取出，趁热撒上少许葱花即可。

醋拌海带丝

■ 冷藏保存 3~4 天

1/4 份
含糖量 **0.7** 克
蛋白质 **1.2** 克
热　量 **63** 千焦
（15 千卡）

材料

海带丝 ………… 200 克
青椒 …………… 1 个
蒜末 …………… 少许

调料

盐 ……………… 少许
白醋 …………… 1 大匙
陈醋 …………… 1 小匙
酱油 …………… 1 小匙
橄榄油 ………… 1 小匙
香油 …………… 1 小匙

做法

1. 将洗净的海带丝切成长 7~8 厘米的段；将青椒洗净，切成粗丝。

2. 锅中加入适量清水烧开，加入少许白醋、盐，倒入海带丝煮约 2 分钟至熟。

3. 将煮好的海带丝捞出，盛入碗中。

4. 平底锅中倒入橄榄油烧至微温，放入蒜末、青椒，炒香；再倒入少许酱油，翻炒均匀。

5. 将炒好的青椒倒在海带丝上，再淋上陈醋、香油，用筷子拌匀，装盘即可。

葱爆羊肉

❄ 冷藏保存 2~3 天

材料

羊肉…………300 克
大葱…………30 克
秋葵…………2 个
姜片…………适量
蒜末…………适量

调料

盐……………4 克
酱油…………1 小匙
白酒…………1 小匙
食用油………适量
高汤…………适量

做法

1 将秋葵洗净，去蒂，切成小块，放入榨汁机中，倒入高汤搅打成糊状。

2 将洗净的羊肉切片；将洗净的大葱切成小段。

3 将切好的羊肉放入碗中，淋上白酒、酱油、盐，搅拌均匀，腌渍 10 分钟。

4 锅中倒入食用油烧热，放入大葱、姜片、蒜末、羊肉，翻炒出香味。

5 加盐、酱油，翻炒均匀至食材入味。

6 倒入秋葵糊，大火炒至汤汁收干即可。

减糖诀窍

a 秋葵中有较多黏液成分，搅打成糊后可以代替水淀粉，为菜品增加顺滑的口感。

b 这道减糖菜用白酒代替料酒，也可以用威士忌、白兰地等蒸馏酒，制作出不同的口感。

c 大葱和羊肉都是性质温热的食材，又加入了白酒调味，这道菜有助于促进身体的新陈代谢。羊肉中还含有分解脂肪必需的左旋肉碱，对减肥有益。

1/2 份
含糖量 1.1 克
蛋白质 29.4 克
热　量 1339 千焦
（320 千卡）

牛油果金枪鱼串

❄ 冷藏保存 2~3 天

1/2 份
含糖量 **2.4** 克
蛋白质 **16.1** 克
热　量 **724** 千焦
（173 千卡）

材料
金枪鱼………100 克
牛油果…………1 个

调料
酱油……………4 毫升
醋………………3 毫升
食用油…………适量

做法

1. 将牛油果洗净，对半切开，挖去核，再将去核的牛油果连皮一起切成小块。
2. 将金枪鱼切成与牛油果差不多大的块，待用。
3. 平底锅中倒入适量食用油烧热，放入金枪鱼块，煎至两面微黄。
4. 淋上少许酱油、醋，使金枪鱼均匀入味，盛出待用。
5. 将牛油果放入平底锅中，微微加热盛出。
6. 待金枪鱼和牛油果稍微凉凉后，用竹签将其间隔着穿成串即可。

蒜味煎鱼排

❄ 冷藏保存 3~4 天

> 1/2 份
> 含糖量 **1.8** 克
> 蛋白质 **14.1** 克
> 热　量 **473** 千焦
> （113 千卡）

材料
三文鱼排……… 100 克
大蒜……………… 2 瓣

调料
橄榄油……………… 2 小匙
柠檬汁……………… 1 小匙
黑胡椒……………… 少许
香草碎……………… 少许
盐…………………… 少许

做法
1. 将大蒜切成薄片。
2. 平底锅中倒入少许橄榄油，烧至微热，放入蒜片爆香。
3. 将三文鱼排放入平底锅中煎至两面微黄。
4. 撒上少许盐、黑胡椒、香草碎，滴上柠檬汁调味即可。

酒香牛肉炒青椒

❄ 冷藏保存 5 天

1/4 份
含糖量 **1.6** 克
蛋白质 **15.8** 克
热 量 **707** 千焦
（169 千卡）

材料

牛肉…………300 克
青椒…………30 克
白洋葱…………30 克
大蒜…………1 瓣

调料

盐…………少许
胡椒粉…………少许
白葡萄酒……15 毫升
醋…………5 毫升
橄榄油……15 毫升
酱油…………10 毫升

做法

1. 将牛肉切成片，放入碗中，撒上盐、胡椒粉，倒入白葡萄酒，搅拌均匀，腌渍30分钟。

2. 将青椒洗净，切开，去籽，再切成小块；将白洋葱切成小块；将大蒜捣成泥。

3. 平底锅中加入橄榄油烧至微温，倒入蒜泥，爆出香味。

4. 放入腌好的牛肉和青椒、白洋葱，快速翻炒片刻。

5. 加入酱油，炒至食材入味，出锅前淋上少许醋，翻炒均匀即可。

蒸肉末菜卷

❄ 冷藏保存 3~4 天

1/2 份
含糖量 0.9 克
蛋白质 11.3 克
热　量 569 千焦
（136 千卡）

材料

瘦肉末……………100 克
白菜叶……………100 克
蛋液………………30 克
葱花………………适量
姜末………………适量

调料

盐…………………4 克
胡椒粉……………少许
红酒………………2 小匙
橄榄油……………1 小匙

做法

1. 把瘦肉末放入碗中，加入红酒，撒上姜末、葱花、胡椒粉，加少许盐，再倒入蛋液，淋少许橄榄油，充分拌匀，制成肉馅，待用。

2. 锅中注入适量清水烧开，放入洗净的白菜叶，焯煮至八分熟后捞出，沥干水分。

3. 将白菜叶放凉后铺开，放入适量的肉馅，包好，卷成卷，放在蒸盘中，摆放整齐。

4. 蒸锅中倒入适量清水烧开，放入蒸盘，盖上盖，蒸约 8 分钟，至食材熟透。

5. 取出蒸好的菜卷即可。

不饿肚！
用肉蛋类制作的减糖菜

本章的菜谱适用于适应期之后的减量期，教你如何善用肉类、蛋类、豆制品，轻松做出美味的减糖菜。

肉类的糖和蛋白质含量

肉类可以分为红肉和白肉,红肉的脂肪含量比白肉低,因此多选择红肉是减肥成功的捷径。即使是同种类的肉,不同部位肉的含糖量和蛋白质含量也不一样,以下为每100克肉的含糖量和蛋白质含量。

牛肉

牛肉属于红肉,是超低糖食材,每100克牛肉的含糖量小于1克,其中富含丰富的铁质,还有助于预防贫血。

牛里脊肉
含糖量 0.2 克
蛋白质 22 克

牛腰肉
含糖量 0.3 克
蛋白质 20 克

猪腿肉
含糖量 0.2 克
蛋白质 21 克

猪里脊肉
含糖量 0.2 克
蛋白质 19 克

猪肉

不同部位猪肉的含糖量在 0.1 克到 0.2 克之间,也属于低糖食物。由于猪肉具有促进新陈代谢和消除疲劳的作用,因此尤其适合运动后食用。

猪肋条肉
含糖量 0.1 克
蛋白质 14 克

厚切羊肉
含糖量 0.1 克
蛋白质 18 克

羊肉

羊肉不仅含糖量低,而且含有左旋肉碱,左旋肉碱是脂肪代谢过程中的一种关键物质,具有促进脂肪燃烧的作用。

羊肋排
含糖量 0.1 克
蛋白质 17 克

鸡肉

鸡的任何部位几乎都不含糖，可以放心选择。此外，鸡肉还含有能保持皮肤润泽的胶原蛋白，以及能迅速消除疲劳的B族维生素。

鸡腿肉
含糖量 0 克
蛋白质 17 克

鸡胸肉
含糖量 0 克
蛋白质 25 克

鸡翅
含糖量 0 克
蛋白质 23 克

铰肉

铰肉的含糖量都不高，牛铰肉稍高，但仍低于1克，但烹制铰肉时需要特别注意调味方式，以免增加含糖量。

鸡铰肉
含糖量 0 克
蛋白质 21 克

猪铰肉
含糖量 0 克
蛋白质 19 克

混合铰肉
含糖量 0.3 克
蛋白质 19 克

香肠
含糖量 3 克
蛋白质 13 克

加工肉品

加工肉品的含糖量稍高，尤其是香肠，而且这类食品的含盐量也往往较高，最好不要食用太多。

火腿片
含糖量 1.3 克
蛋白质 17 克

火腿肉
含糖量 0.3 克
蛋白质 13 克

053

猪肉

韩式生菜包肉

❄ 冷藏保存 3~4 天

材料

猪里脊肉……150 克
葱白……少许
生菜叶……适量

调料

味噌……3 大匙
蒜泥……1/2 小匙
辣椒油……1 小匙

做法

1 将猪里脊肉洗净,放入烧开的蒸锅中,蒸至熟透,取出。

2 将葱白洗净,切成细丝;将生菜叶洗净。

3 待猪里脊肉稍微凉凉后,将其切成薄片。

4 取一小碟,倒入味噌、蒜泥、辣椒油,加少许水,拌成味噌酱汁。

5 食用时,用一片生菜叶包住肉片、葱丝,蘸上味噌酱汁即可。

减糖诀窍

a 这道菜只有味噌的含糖量稍微高一些,其他食材含糖量非常低,但味噌的含糖量远低于甜面酱、韩式辣酱的含糖量,可放心选用。

b 也可将猪里脊肉换成牛肉、鸡肉,这两种肉的含糖量同样很低。

c 蒜泥和辣椒油有助于加快身体的新陈代谢,可促进体内脂肪的分解。

1/2 份
含糖量 **8.4** 克
蛋白质 **15.6** 克
热　量 **1059** 千焦
（253 千卡）

果醋里脊肉

❄ 冷藏保存 4~5 天

1/4 份
含糖量 5.0 克
蛋白质 22.1 克
热　量 1339 千焦
（320 千卡）

材料

猪里脊肉……400 克
青椒……………2 个
红甜椒…………1 个
洋葱……………1/8 个
番茄……………1/2 个
滑子菇…………30 克
蒜末、姜末……各少许

调料

盐………………4 克
食用油…………适量
酱油、苹果醋各 2 大匙
鸡汤、香油……各适量

做法

1. 将猪里脊肉切成小块；将青椒、红甜椒去蒂、籽，切成小块；将洋葱切成青椒块一样的大小。

2. 将番茄切成小块，和滑子菇一起放入榨汁机中，加少许鸡汤，搅打成番茄滑菇酱。

3. 锅中倒入少许食用油烧热，放入姜末、蒜末爆香，再放入猪肉块炒匀。

4. 加入青椒、红甜椒、洋葱继续翻炒，倒入酱油、苹果醋、番茄滑菇酱、香油、少许鸡汤，焖煮片刻。

5. 大火收汁，加入少许盐调味即可。

山西馅肉

❄ 冷藏保存 4~5 天

1/4 份
含糖量 0.2 克
蛋白质 18.1 克
热 量 1892 千焦
（452 千卡）

材料

五花肉………… 400 克
蒜末…………… 2 克
姜片…………… 2 克
葱段…………… 2 克
八角…………… 适量
香菜…………… 适量

调料

盐……………… 2 克
酱油…………… 1 小匙
醋…………… 1/2 小匙
香油…………… 1 小匙
白酒…………… 1 小匙

做法

1. 锅中注入适量的清水烧开，倒入五花肉，再放入八角、葱段、姜片、白酒和盐，用小火焖制 40 分钟至其熟烂。

2. 待时间到，将五花肉捞出，装入盘中，放凉备用。

3. 取一个小碗，倒入蒜末，淋上酱油、醋、香油，搅拌均匀制成酱汁。

4. 将放凉的五花肉切成均匀的薄片，围着盘子呈花型摆放。

5. 将制好的酱汁浇在肉上，撒上香菜即可。

烤猪肋排

❄ 冷藏保存 3~4 天

1/2 份
含糖量 **9.0** 克
蛋白质 **15.9** 克
热 量 **1641** 千焦
（392 千卡）

材料

猪肋排	300 克
白洋葱	30 克
蒜末	5 克
迷迭香	适量
紫甘蓝	适量
圣女果	1 个
包菜	适量

调料

盐	2 克
酱油	1 小匙
辣椒粉	适量
黑胡椒	适量

做法

1 将猪肋排斜刀划上网格花刀；将白洋葱切粒；将迷迭香切成小段。

2 取一个大盘，放入洋葱粒、黑胡椒、蒜末、辣椒粉、迷迭香、盐和酱油，制成腌肉汁。

3 放入猪肋排，均匀地将两面涂上腌料，腌制 2 小时至入味。

4 将锡纸铺在烤盘上，放上腌猪肋排，再把烤盘放入烤箱中，将上下火温度调至 180℃，定时烤 40 分钟。

5 取出猪肋排装盘，淋上腌肉汁，摆上圣女果、紫甘蓝、包菜、迷迭香即可。

姜烧猪肉片

❄ 冷藏保存 4~5 天

1/4 份
含糖量 **7.0** 克
蛋白质 **14.5** 克
热　量 **603** 千焦
（144 千卡）

材料

猪肉………… 250 克
生姜………… 10 克
滑子菇……… 100 克

调料

食用油………… 适量
酱油………… 3 大匙
鸡汤………… 1/4 杯

做法

1. 将生姜捣成泥；将猪肉切薄片，放入碗中，加入酱油、生姜泥，拌匀，腌制 10 分钟。

2. 将滑子菇、鸡汤倒入搅拌机，搅打成滑菇酱。

3. 平底锅中倒入食用油烧热，放入腌好的猪肉片，炒 1 分钟盛出。

4. 将腌肉的酱汁、滑菇酱倒入锅中，炒至黏稠后，再放入肉片继续炒至熟透即可。

黄瓜炒肉片

❄ 冷藏保存 2~3 天

材料

猪瘦肉 ……… 150 克
黄瓜 ………… 100 克
滑子菇 ……… 25 克
蒜末 ………… 适量

调料

盐 …………… 4 克
食用油 ……… 适量
高汤 ………… 适量

做法

1. 将洗净的黄瓜去除头尾后切片。
2. 将洗净的滑子菇放入榨汁机中,倒入高汤,搅打成滑菇酱。
3. 将洗净的瘦肉切成片,装入盘中,加盐、橄榄油和少许滑菇酱,拌匀后腌制片刻。
4. 热锅中倒入食用油,烧至四成热,倒入肉片,滑油片刻捞出。
5. 锅底留油,倒入蒜末,煸香;倒入黄瓜片,炒香;倒入肉片,加盐,拌炒均匀。
6. 最后倒入剩下的滑菇酱,炒至汤汁收干,盛出装盘即可。

减糖诀窍

ⓐ 如果想制作简单方便的炒菜,但不能用水淀粉和鸡精调味时,可以将滑子菇与高汤一起搅打成滑菇酱,替代水淀粉和鸡精。

ⓑ 黄瓜含有一种叫丙醇二酸的物质,这种物质可以抑制糖类转化为脂肪,这样摄入的糖类就没有机会变成脂肪堆积起来。

ⓒ 喜欢吃辣的人还可以加些辣椒粉或辣椒油,更有助于加速脂肪的代谢。

1/4 份
含糖量 1.3 克
蛋白质 7.1 克
热　量 758 千焦
（181 千卡）

牛肉

迷迭香烤牛肉

❄ 冷藏保存3天

材料
牛肉…………800克
白兰地………30毫升
迷迭香…………适量

调料
盐………………3克
黑胡椒粉………1小匙
橄榄油…………1大匙

做法

1. 将牛肉洗净,放入碗中,加盐、黑胡椒粉、橄榄油、白兰地、迷迭香腌制2小时至入味。

2. 取锡纸将腌制好的牛肉包裹起来。

3. 烤箱预热至180℃,把锡纸包裹的牛肉放入烤箱,烤25分钟至熟。

4. 将牛肉取出,稍微放凉后切成1厘米厚的块状。

5. 将牛肉块装入盘中,再浇上锡纸中的酱汁,点缀上迷迭香即可。

减糖诀窍

ⓐ 白兰地可以代替料酒的作用,能去除肉中的腥味,并且让肉更易熟,而且它的味道比料酒更香醇,使烤出来的牛肉别具风味。

ⓑ 牛肉烤好之后可以分成4份装入小一些的保鲜袋中,再放入冰箱冷藏,每次取出一份食用即可。

1/4 份
含糖量 0.6 克
蛋白质 40.4 克
热　量 1624 千焦
（388 千卡）

牛肉豆腐煲

❄ 冷藏保存 3~4 天

> 1/4 份
> 含糖量 **2.2** 克
> 蛋白质 **14.8** 克
> 热　量 **678** 千焦
> （**162** 千卡）

材料

肥牛片……………200 克
北豆腐……………300 克
葱…………………适量

调料

香油………………1 小匙
酱油………………2 大匙
高汤………………3/4 杯

做法

1. 将北豆腐洗净，切成 3 厘米左右的块；将葱洗净，切成段。
2. 锅中倒入少许香油烧热，放入肥牛片，快炒片刻。
3. 加入酱油、高汤，大火烧开后转小火熬煮约 20 分钟。
4. 放入豆腐块，翻炒均匀，继续煮至豆腐入味，出锅前撒上葱即可。

芝麻沙拉酱涮牛肉

❄ 冷藏保存3天

1/4 份
含糖量 2.1 克
蛋白质 9.4 克
热　量 657 千焦
（157 千卡）

材料

肥牛片………… 150 克
白菜叶…………… 3 片
苦菊……………… 1 小把

调料

沙拉酱………… 2 大匙
芝麻酱………… 1 大匙
酱油…………… 1 小匙

做法

1. 将苦菊洗净，切成小段；将白菜叶洗净，切成粗丝。
2. 锅中加入适量清水煮沸，放入白菜丝烫煮至熟，捞出，沥干水分。
3. 再将肥牛片下入沸水锅中涮熟，捞出沥干。
4. 将苦菊、白菜、肥牛片装盘。
5. 取一小碗，倒入沙拉酱、芝麻酱、酱油，加少许水调匀成酱汁，吃之前淋在食材上即可。

五香牛肉

❄ 冷藏保存1周

1/4 份
含糖量 0.9 克
蛋白质 41.2 克
热 量 1641 千焦
（392 千卡）

材料

牛肉…………800 克
花椒、茴香……各 5 克
草果、八角……各 2 个
香叶……………1 片
桂皮……………2 片
朝天椒…………5 克
葱段、姜片……适量
香菜……………适量

调料

白兰地…………1 小匙
老抽……………1 小匙
生抽……………2 大匙

做法

1. 将洗净的牛肉装入碗中，再放入花椒、茴香、香叶、桂皮、草果、八角、姜片、朝天椒，倒入白兰地、老抽、生抽，将所有材料搅拌均匀。

2. 用保鲜膜密封碗口，放入冰箱保鲜 24 小时至牛肉腌制入味。

3. 取出腌制好的牛肉，与碗中酱汁一同倒入砂锅，再注入适量清水，放入葱段，煮至牛肉熟软，取出牛肉切片，锅内卤汁留着备用。

4. 将牛肉片装入盘中，浇上少许卤汁，点缀上香菜即可。

牛肉香菜沙拉

❄ 冷藏保存 3~4 天

1/2 份
含糖量 5.6 克
蛋白质 23 克
热 量 1486 千焦
（355 千卡）

材料

牛肉…………200 克
香菜……………1 把
黄瓜……………1 根
樱桃萝卜………4 个
黑芝麻…………少许
白芝麻…………少许

调料

鱼露…………1/2 小匙
橄榄油…………2 小匙
辣椒油…………1/2 小匙
盐………………少许

做法

1. 将牛肉切成薄片；将香菜切成段；将黄瓜、樱桃萝卜切成半圆形薄片。

2. 在牛肉片上均匀地撒上黑芝麻、白芝麻，放入预热 170℃的烤箱中烤 20 分钟，取出。

3. 将烤好的牛肉和香菜、黄瓜、樱桃萝卜一起摆在盘中。

4. 在碗中倒入鱼露、橄榄油、辣椒油、盐，调成酱汁，食用前淋上即可。

牛肉炒海带丝

❄ 冷藏保存 4~5 天

材料

牛肉………… 150 克
海带丝……… 300 克
红甜椒……… 1/2 个
小油菜……… 2 棵
香菇………… 4 朵
蒜泥………… 1/2 小匙
白芝麻……… 适量

调料

酱油………… 1 大匙
香油………… 2 小匙

做法

1. 将牛肉切成条；将红甜椒切粗丝；将香菇切薄片。

2. 在平底锅中倒入 1 小匙香油烧热，放入牛肉条快炒，加少许酱油翻炒调味，盛出。

3. 再用平底锅加热 1 小匙香油，放入小油菜、红甜椒、香菇快炒，接着放入海带丝继续翻炒。

4. 放入牛肉，加入蒜泥、酱油，炒至食材入味，出锅前撒上白芝麻即可。

减糖诀窍

a. 海带丝也可换成魔芋丝。魔芋丝不同于粉丝或粉条，它的主要成分是膳食纤维而非碳水化合物，因此含糖量非常低，膳食纤维还有增强饱腹感的作用。

b. 这道菜做好后放几个小时吃更加美味，可以前一天晚上做好，第二天当作便当菜。

c. 红甜椒、小油菜、香菇可以换成自己喜欢的低糖蔬菜。

1/4 份
含糖量 3.9 克
蛋白质 9.8 克
热　量 569 千焦
（136 千卡）

羊肉

香草烤羊排

❄ 冷藏保存 2~3 天

材料

羊排…………180 克
滑子菇…………25 克
薄荷叶…………适量
迷迭香碎…………适量

调料

酱油…………1 小匙
橄榄油…………适量
白兰地…………适量
高汤…………适量
无糖烤肉酱…………适量

做法

1. 取榨汁机，倒入滑子菇和高汤，搅打成滑菇酱。

2. 将处理好的羊排放入碗中，淋上少许橄榄油、白兰地、酱油，加入少许迷迭香碎和滑菇酱，用手抓匀，腌制半个小时。

3. 平底锅中加入橄榄油烧热，放入腌制好的羊排，煎出香味。

4. 待其表面呈焦黄时翻面，将两面煎好，关火。

5. 取一个盘子，用无糖烤肉酱做好装饰，将煎好的羊排盛出装入盘中。

6. 最后点缀上薄荷叶和迷迭香碎即可。

减糖诀窍

ⓐ 无糖烤肉酱可以购买市售的，也可以参考本书第四章中介绍的方法自己制作。

ⓑ 羊肉有一些腥膻味，可以添加香草、白兰地等来调和去味。

ⓒ 腌制的时间可以自己掌握，时间长更入味。

1/2 份
含糖量 0.8 克
蛋白质 20.4 克
热　量 1105 千焦
（264 千卡）

咖喱羊肉炒茄子

❄ 冷藏保存 4~5 天

1/4 份
含糖量 **2.6** 克
蛋白质 **17.8** 克
热　量 **1009** 千焦
（241 千卡）

材料

羊肉·············350 克
茄子················1 个
番茄··············1/2 个
香菜··············1 小把

调料

咖喱粉············2 小匙
橄榄油············1 大匙
盐··················少许

做法

1. 将羊肉切成厚片，放入碗中，撒上少许盐、咖喱粉，拌匀，腌制片刻。

2. 将茄子洗净，连皮一起滚刀切成块；将香菜洗净，切成小段。

3. 将番茄洗净，切碎，再用刀背按压成泥。

4. 平底锅中倒入橄榄油烧热，放入腌好的羊肉快炒片刻，再放入茄子一起炒。

5. 加入番茄泥一起熬煮，再加盐调味，最后撒上香菜即可。

风味鲜菇羊肉

❄ 冷藏保存 4~5 天

1/4 份
含糖量 **3.1** 克
蛋白质 **19** 克
热　量 **1017** 千焦
（243 千卡）

材料

羊肉…………350 克
蟹味菇………300 克
大蒜……………1 瓣
欧芹…………1 小把
番茄……………1 个

调料

高汤……………1 杯
盐………………适量
辣椒粉………2 小匙
橄榄油………1 大匙

做法

1. 将羊肉切成薄片，放入碗中，加入盐、辣椒粉，拌匀，腌制片刻。

2. 将大蒜和欧芹分别切碎；将蟹味菇洗净、分开。

3. 将番茄切成小块，放入榨汁机，加入高汤搅打成糊。

4. 平底锅中倒入橄榄油烧热，放入大蒜爆香，再放入羊肉炒至变色。

5. 放入蟹味菇继续翻炒，加入番茄糊，熬煮片刻，加入少许盐调味，撒上欧芹碎即可。

红酒番茄烩羊肉

❄ 冷藏保存 3~4 天

材料
羊元宝肉……450 克
番茄…………130 克
洋葱…………90 克
滑子菇………25 克
姜块…………25 克
蒜薹…………35 克

调料
红酒…………300 毫升
盐……………4 克
黑胡椒………1 小匙
酱油…………1 小匙
橄榄油………1 小匙
高汤…………适量

做法

1 将滑子菇放入榨汁机中，倒入高汤，搅打成滑菇酱。

2 将羊肉切块；将番茄、洋葱切块；将蒜薹切成丁；将姜切成片。

3 热锅注水煮沸，放入羊肉，煮 2 分钟至变熟，捞起，放入盆中用凉水洗净。

4 炒锅中注入橄榄油烧热，放入姜片爆香；放入羊肉炒香，倒入酱油，炒匀；注入红酒，焖煮 8 分钟。

5 放入盐、黑胡椒，翻炒均匀；放入洋葱、番茄炒匀，再注入适量清水，炖煮片刻。

6 注入备好的滑菇酱，再放入蒜薹，煮至汤汁浓稠即可。

减糖诀窍

这道菜利用含糖量很低的红酒，与天然增香蔬菜搭配，不用太多调味料就能获得层次丰富的口感，如增添滑嫩感的滑子菇、增添辛辣味的蒜薹、增添酸味的番茄。这种搭配方法也是烹制减糖饮食的秘诀之一，可避免使用过多调味料。

1/4 份
含糖量 5.6 克
蛋白质 23.7 克
热　量 1398 千焦
（334 千卡）

金针菇炒羊肉卷

❄ 冷藏保存 2~3 天

材料

羊肉卷……… 120 克
金针菇……… 180 克
干辣椒……… 30 克
姜片………… 少许
蒜片………… 少许
葱段………… 少许
香菜段……… 少许

调料

白酒………… 1 小匙
酱油………… 2 小匙
老抽………… 1/2 小匙
蚝油………… 1 小匙
盐…………… 4 克
白胡椒粉…… 适量
橄榄油……… 1 小匙

做法

1. 将洗净的金针菇切去根部。

2. 将洗净的羊肉卷切成片，装入碗中，淋上适量白酒、生抽、盐、白胡椒粉，拌匀，腌制片刻。

3. 锅中注入清水大火烧开，倒入金针菇，搅匀，余煮至断生，捞出后沥干水分。

4. 再倒入羊肉片，搅匀，余煮去杂质，捞出后沥干水分。

5. 炒锅中注入适量橄榄油烧热，倒入姜片、蒜片、葱段，爆香；倒入干辣椒、羊肉片，快速翻炒匀；放入白酒、酱油、老抽、蚝油，翻炒均匀。

6. 倒入金针菇，翻炒片刻；加入盐，翻炒调味；放入香菜段，翻炒出香味；关火后盛出装入盘中即可。

减糖诀窍

ⓐ 白酒的含糖量比料酒低，可以代替料酒为羊肉去除腥膻味，并使羊肉的纤维更容易熟烂。

ⓑ 羊肉与白胡椒的味道比较搭配，而不要选用黑胡椒。

ⓒ 金针菇富含膳食纤维，能够促进肠道蠕动，很适合与肉类搭配食用。

1/3 份
含糖量 3.8 克
蛋白质 10.5 克
热　量 728 千焦
（174 千卡）

鸡肉

鸡肉虾仁鹌鹑蛋沙拉

❄ 冷藏保存 2 天

材料

鸡胸肉 ………… 150 克
虾仁 …………… 10 只
鹌鹑蛋 ………… 8 个
西蓝花 ………… 1/3 棵
苦菊 …………… 1 小把

调料

沙拉酱 ………… 2 大匙
柠檬汁 ………… 1 小匙
盐、辣椒粉 …… 各少许

做法

1. 将鸡胸肉洗净,放入烧开的蒸锅中,蒸熟后取出凉凉,撕成条状。

2. 将苦菊切成段,西蓝花切成小朵,然后将两种菜下入沸水中,加少许盐,焯烫至熟,捞出沥干。

3. 用锅中的水将虾仁、鹌鹑蛋分别煮熟,将虾仁捞出过一遍凉水,鹌鹑蛋凉凉后剥去壳。

4. 取一个沙拉碗,放入鸡胸肉、虾仁、鹌鹑蛋、西蓝花、苦菊,加入沙拉酱、柠檬汁、盐、辣椒粉,搅拌均匀,装盘即可。

减糖诀窍

a. 沙拉酱的含糖量很少,可以放心食用。

b. 制作这道沙拉可以任意选择喜欢的蔬菜。

c. 鸡胸肉和鹌鹑蛋能提供足够的蛋白质。

d. 可以将鹌鹑蛋对半切开,这样更入味,但保存的时间会相应缩短。

1/2 份
含糖量 2.1 克
蛋白质 30.8 克
热　量 1231 千焦
（294 千卡）

海蜇黄瓜拌鸡丝

❄ 冷藏保存 2~3 天

1/3 份
含糖量 4.4 克
蛋白质 10.6 克
热　量 360 千焦
（86 千卡）

材料

鸡胸肉 ………… 110 克
黄瓜 …………… 180 克
海蜇丝 ………… 220 克
蒜末 …………… 少许
香菜 …………… 适量

调料

盐 ……………… 2 克
醋 ……………… 1 小匙
酱油 …………… 1 小匙
橄榄油 ………… 1 小匙

做法

1　将鸡胸肉用清水煮熟，凉凉后撕成丝。

2　将洗净的黄瓜切成丝，摆盘整齐，待用。

3　热水锅中倒入洗净的海蜇丝，氽煮一会儿去除杂质，待熟后捞出氽好的海蜇丝，沥干水分。

4　取一个大碗，倒入氽好的海蜇丝，放入鸡肉丝，倒入蒜末，加入盐、醋、橄榄油，用筷子将食材充分地拌匀。

5　往黄瓜丝上淋酱油，再将拌好的鸡丝和海蜇丝倒在黄瓜丝上，点缀上香菜即可。

低糖炸鸡翅

❄ 冷藏保存 4~5 天

1/2 份
含糖量 0.6 克
蛋白质 31.7 克
热　量 1712 千焦
（409 千卡）

材料

鸡中翅………250 克
鸡蛋液………30 克
黄豆粉………50 克
香菜……………适量

调料

盐………………2 克
胡椒粉…………1/2 小匙
五香粉…………1/2 小匙
酱油……………1 小匙
食用油…………适量

做法

1. 在洗净的鸡中翅两面切一字花刀，以方便入味。

2. 往鸡中翅上撒盐、胡椒粉、五香粉，淋上酱油，充分拌匀入味，腌制半小时。

3. 往腌制好的鸡中翅里淋上打散的鸡蛋液，倒入黄豆粉，用筷子充分拌匀，使得食材全部沾上黄豆粉，待用。

4. 热锅注入足量油，烧至七成热，放上鸡中翅，油炸至金黄色。

5. 将炸好的鸡中翅捞出，盛入备好的盘中，点缀上香菜即可。

酒香杏鲍菇炖鸡腿

冷藏保存 4~5 天

材料

鸡腿……………2 个
杏鲍菇…………100 克
滑子菇…………50 克
大蒜……………1 瓣
干辣椒…………1 根
迷迭香…………1 根

调料

白葡萄酒………4 大匙
橄榄油…………1 大匙
醋………………2 大匙
鸡汤……………1 杯
盐、胡椒粉……少许

做法

1. 将鸡腿切成小块,放入碗中,加盐、胡椒,拌匀,腌制片刻。
2. 将杏鲍菇切块;将大蒜切末。
3. 将滑子菇放入搅拌机,加入鸡汤一起搅打成酱。
4. 平底锅中倒入橄榄油烧热,放入鸡肉,将两面煎熟,待鸡肉煎出油脂后,放入大蒜末、干辣椒、迷迭香爆香。
5. 放入杏鲍菇炒至软熟,加醋调味,倒入白葡萄酒熬煮片刻。
6. 待酒精成分挥发后,倒入滑菇酱,继续熬煮至汤汁收干即可。

减糖诀窍

a. 用滑子菇酱代替水淀粉,大大降低了这道菜的含糖量,却不失嫩滑浓稠的口感,是烹制减糖饮食的绝佳方法。

b. 鸡肉本身含有油脂,因此煎鸡肉时不用放太多油。

c. 如果没有白葡萄酒,也可以用白酒代替,但用量要稍微少一些。

1/4 份
含糖量 1.8 克
蛋白质 22 克
热　量 1277 千焦
（305 千卡）

魔芋泡椒鸡

❄ 冷藏保存 2~3 天

材料

鸡胸肉……… 120 克
魔芋………… 300 克
泡朝天椒圈…… 30 克
姜丝…………… 少许
葱段…………… 少许
香菜…………… 少许

调料

盐……………… 2 克
白胡椒粉……… 4 克
辣椒油………… 1 小匙
酱油…………… 1 小匙
蚝油…………… 少许
橄榄油………… 1 小匙

做法

1. 将洗好的鸡胸肉切成丁，装入碗中，加入盐、白胡椒粉和橄榄油，用筷子搅拌均匀，腌制 10 分钟。

2. 将魔芋切成块，另取一碗装好，倒入清水，浸泡 10 分钟，捞出装盘待用。

3. 用油起锅，依次倒入鸡肉、姜丝、泡朝天椒圈、魔芋块，炒匀。

4. 加入酱油，再注入适量清水，拌匀，中火焖 2 分钟至食材熟软。

5. 加入蚝油炒匀，倒入辣椒油，翻炒约 3 分钟至入味。

6. 关火后盛出炒好的菜肴，装入盘中，点缀上香菜即可。

减糖诀窍

魔芋是低糖、低热量的优质减肥食品，能为身体提供大量膳食纤维，使人迅速获得饱腹感。但须要注意，魔芋几乎不含蛋白质，在减糖饮食期间如果选择魔芋，务必搭配含蛋白质的食物一起食用。

1/2 份
含糖量 1.1 克
蛋白质 15.6 克
热　量 477 千焦
（114 千卡）

绞肉

味噌葱香肉丸

❄ 冷藏保存 4~5 天

材料

鸡绞肉…………600 克
嫩青葱碎………4 大匙
生姜泥…………1 小匙

调料

盐………………1 小匙
味噌……………3 大匙
罗汉果代糖……1 大匙
辣椒粉…………少许
食用油…………适量

做法

1. 取一个小碗,放入味噌、罗汉果代糖、辣椒粉,再加入 2 小匙清水,搅拌均匀成酱汁。

2. 另取一个大碗,放入鸡绞肉、嫩青葱碎、生姜泥、盐、1/2 杯水,充分搅拌均匀。

3. 将拌好的肉泥捏成丸子。

4. 平底锅中倒入食用油烧热,下入丸子,两面煎熟。

5. 加入事先调好的酱汁,熬煮至丸子入味即可。

减糖诀窍

ⓐ 罗汉果代糖具有甜味,但是不含糖分,是非常好的白砂糖替代品,也可以用甜菊糖来代替,使这道美味又甜又辣,别具一格。

ⓑ 如果不喜欢吃甜味的丸子,可以加入少许酱油。

1/4 份
含糖量 5.8 克
蛋白质 33.2 克
热　量 1277 千焦
（305 千卡）

番茄奶油肉丸

❄ 冷藏保存 4~5 天

1/4 份
含糖量 3.4 克
蛋白质 24.9 克
热　量 1578 千焦
（377 千卡）

材料

综合铰肉………500 克
番茄………………1 个
生姜………………10 克
大蒜………………2 瓣
香叶………………2 片
香菜………………少许

调料

盐…………………适量
黑胡椒……………适量
橄榄油……………1 大匙
鲜奶油……………1/4 杯
奶酪粉……………适量

做法

1. 将生姜、大蒜切末；将番茄切成碎；将香菜切碎。

2. 铰肉加 1 小匙盐拌匀，再加姜末、黑胡椒、半杯清水，沿着一个方向搅拌，使肉上劲，然后捏成肉丸的形状。

3. 在平底锅中倒入橄榄油烧热，下入肉丸，用筷子轻轻翻转，直至肉丸煎熟，盛出。

4. 用锅中剩余的油爆香蒜末、香叶，再将肉丸倒回锅中，加入番茄碎，熬煮 1 分钟后，再加入鲜奶油熬煮，最后加入盐、黑胡椒调味，撒上奶酪粉、香菜碎即可。

青菜卷鸡肉松

❄ 冷藏保存 4~5 天

1/6 份
含糖量 9.3 克
蛋白质 13 克
热 量 640 千焦
（153 千卡）

材料

鸡铰肉 ·········· 400 克
生姜 ················ 5 克
青菜叶 ············ 适量
洋葱 ·············· 1/4 个
葱花 ················ 少许

调料

酱油 ·············· 2 大匙
剁椒 ·············· 1 小匙
盐 ···················· 少许

做法

1. 将生姜切成末；将洋葱切成丝。

2. 将平底锅烧热，倒入鸡肉松，小火慢炒，再加入生姜、酱油、剁椒、盐继续翻炒。

3. 待鸡肉松变成颗粒状后，撒上少许葱花略炒一下，即可起锅。

4. 用洗净的青菜叶包裹住炒好的鸡肉松即可食用。

肉馅酿香菇

❄ 冷藏保存 2~3 天

材料

综合铰肉……90 克
香菇……100 克
葱花……少许
姜末……少许
朝天椒圈……少许

调料

盐……1 克
胡椒粉……1 克
酱油……1 小匙

做法

1. 取一个碗,放入综合铰肉,倒入葱花、姜末,加入酱油、盐、胡椒粉,拌匀,腌制 10 分钟至入味。

2. 在洗净的香菇上放入适量腌好的铰肉,再放上朝天椒圈,制成肉馅酿香菇生坯。

3. 备好烤箱,取出烤盘,放入生坯,将烤盘放入烤箱。

4. 将上下火温度调至 200℃,烤 20 分钟至食材熟透。

5. 待时间到,取出烤盘,将烤好的肉馅酿香菇装盘即可。

减糖诀窍

a. 这道菜可以任意换成牛肉馅、猪肉馅,味道都十分不错。

b. 如果家里没有烤箱,也可以将制好的香菇生坯放入蒸锅内蒸熟。

c. 这道菜适合当作便当菜,可以一次多做一些,每次往便当中放几个即可,注意计算好含糖量。

1/2 份
含糖量 0.5 克
蛋白质 10.2 克
热　量 255 千焦
（61 千卡）

加工肉品

香菠腊肠

❄ 冷藏保存 3~4 天

材料

腊肠	50 克
菠萝	60 克
熟花生米	30 克
红甜椒	30 克
青椒	30 克

调料

| 盐 | 3 克 |
| 橄榄油 | 1 小匙 |

做法

1. 将洗净去籽的红甜椒切菱形块；洗净去籽的青椒切菱形块；将处理好的菠萝切小块；将腊肠斜刀切成片。

2. 平底锅中注入适量橄榄油烧热，放入青椒、红椒，爆香，再倒入腊肠、菠萝块，快速翻炒均匀。

3. 注入少许清水，翻炒匀后再放入盐，翻炒调味。

4. 将煮好的食材盛出装入盘中，再撒上熟花生米即可。

减糖诀窍

ⓐ 这道美味中加入了含有糖分的水果以及熟花生米，可以在减量期作为零食偶尔食用，改换一下口味，但食用前须计算一下含糖量，不要让当日摄取的总含糖量超标。

ⓑ 菠萝中含有一种蛋白酶，有助于消化蛋白质类食物。

1/3 份

含糖量 9.5 克

蛋白质 6.3 克

热　量 766 千焦
（183 千卡）

火腿奶酪芹菜卷

❄ 冷藏保存 2~3 天

1个
含糖量 0.4 克
蛋白质 4.6 克
热 量 285 千焦
（68 千卡）

材料

方火腿	300 克
奶酪	150 克
芹菜	2 株
紫甘蓝	1/8 棵
黄甜椒	1/2 个
大蒜	1 瓣

调料

盐	适量
黑胡椒	适量
橄榄油	少许

做法

1. 将方火腿切成薄片；将芹菜切成与火腿片差不多宽的段。

2. 将紫甘蓝切丝；将黄甜椒切粗丝；将大蒜切末。

3. 锅中注入适量清水烧开，放入芹菜，加少许盐，焯熟后捞出，沥干水分。

4. 将奶酪放入微波炉，加热 20 秒后取出，趁热加入蒜末、黑胡椒，搅拌均匀。

5. 取一片火腿，抹上一层调好味的奶酪，再放上适量芹菜、紫甘蓝、黄甜椒，卷成卷，将剩余的火腿片用同样的方法卷好即可。

培根炒菠菜

❄ 冷藏保存 1~2 天

1/2 份
含糖量 **1.3** 克
蛋白质 **20.7** 克
热　量 **1088** 千焦
（260 千卡）

材料
培根…………200 克
菠菜…………165 克
蒜片……………少许

调料
盐………………2 克
酱油……………1 小匙
白胡椒粉………1/2 小匙
橄榄油…………1 大匙

做法

1　将洗好的菠菜切成段；将培根切成片。

2　平底锅中注入适量橄榄油烧热，倒入蒜片，爆香；倒入切好的培根，翻炒片刻；加入酱油、白胡椒粉，翻炒均匀。

3　放入菠菜段，快速翻炒至变软。

4　放入盐，翻炒入味。

5　关火后将炒好的培根菠菜盛出，装入盘中即可。

炒西班牙香肠

❄ 冷藏保存 4~5 天

材料

西班牙香肠……200 克
紫洋葱……………50 克
欧芹………………10 克
蒜末………………适量
香叶………………1 片

调料

橄榄油…………2 小匙
红葡萄酒………2 小匙
胡椒粉…………1/2 小匙

做法

1 将香肠切成厚薄均匀的片状；将洋葱洗净切丝；将欧芹洗净切碎。

2 平底锅中注入橄榄油烧热，放入蒜末、香叶爆香；放入香肠翻炒均匀，淋入红葡萄酒，焖煮 2 分钟。

3 放入洋葱丝翻炒至熟，加入胡椒粉调味。

4 盛出装盘，撒上欧芹碎即可。

减糖诀窍

a 西班牙萨拉米香肠没有经过任何烹饪加工，只经过发酵和风干程序，因此含糖量较低，每 100 克萨拉米香肠含糖量仅为 1.4 克，非常适合作为减糖饮食的原料。

b 如果选用其他香肠，要注意其在加工过程中是否添加糖及淀粉。

1/4 份
含糖量 1.9 克
蛋白质 14.0 克
热　量 975 千焦
（233 千卡）

水产类的糖和蛋白质含量

鱼类的含糖量很少,尤其是秋刀鱼等海鱼含有减肥时所需的 Ω-3 脂肪酸,它是一种对人体有益的不饱和脂肪酸,有调节血脂、保护心血管的作用。以下为每 100 克食材的含糖量与蛋白质含量。

淡水鱼

大部分淡水鱼的含糖量为 0,在减糖饮食期间可以任意选择食用。一些淡水鱼具有特殊的营养保健价值,如黄鳝富含维生素 B_2,鲤鱼有利水、消肿及通乳的作用等。

草鱼
含糖量 0 克
蛋白质 16 克

三文鱼
含糖量 0.1 克
蛋白质 22 克

三文鱼

三文鱼也叫"鲑鱼",含有不饱和脂肪酸、优质蛋白、维生素 D 以及多种矿物质,还富含花青素和花色素苷,有抗氧化的作用。

金枪鱼

金枪鱼也叫"鲔鱼",富含二十二碳六烯酸(DHA)和二十碳五烯酸(EPA)等 Ω-3 脂肪酸,与三文鱼相比,金枪鱼的肉色偏红,其铁含量尤其丰富,另外还含有维生素 D、维生素 E、锌等。

金枪鱼
含糖量 0.1 克
蛋白质 22 克

秋刀鱼

秋刀鱼
含糖量 0.1 克
蛋白质 19 克

秋刀鱼富含 DHA 和 EPA,营养价值很高,而且价格低廉,是性价比高的海鱼,不仅能保护心血管的健康,还有养颜美容的效果。

银鳕鱼

银鳕鱼、鲷鱼、比目鱼、鲽鱼等白肉鱼,都是低脂肪、高蛋白鱼类,有养护肝脏的作用,能预防饮酒过量造成的脂肪肝。

银鳕鱼
含糖量 0.1 克
蛋白质 18 克

虾、鱿鱼、章鱼

这3种海鲜都是低脂肪、高蛋白而且几乎不含糖分的优质食材,很适合当作减糖食材,不仅健康营养,而且味道好,容易产生饱足感。

虾
含糖量 0 克
蛋白质 22 克

鱿鱼
含糖量 0.4 克
蛋白质 18 克

章鱼
含糖量 0.1 克
蛋白质 16 克

贝类

贝类不仅含糖量低,而且总热量也非常低。贝类的铁质含量丰富,具有消除疲劳的作用,这些营养素大多溶于水,因此熬煮贝类的汤也可一起饮用。

花蛤
含糖量 0.4 克
蛋白质 6 克

鱼类加工品

鱼类加工品包括烟熏、水煮或油浸的鱼罐头,不仅容易保存,而且便于随时食用,为身体补充营养。选购之前要仔细确认其添加成分中是否含有糖分。

烟熏三文鱼
含糖量 0.1 克
蛋白质 26 克

烧烤秋刀鱼

 冷藏保存 4~5 天

材料

秋刀鱼肉……… 300 克
柠檬……………… 20 克

调料

盐………………… 2 克
酱油……………… 1 小匙
橄榄油…………… 1 小匙
食用油…………… 少许

做法

1. 将洗净的秋刀鱼肉切段,再切上花刀,放盘中,加入盐、酱油、橄榄油,拌匀,腌制约 10 分钟。

2. 烤盘中铺好锡纸,刷上底油,放入腌制好的鱼肉,摆放好,在鱼肉上抹食用油。

3. 将烤盘放进预热好的烤箱中,调温度为 200℃,烤约 10 分钟,至食材熟透。

4. 待时间到,取出烤盘,稍微冷却后将烤好的鱼装在盘中。

5. 在盘子边放上柠檬块,吃之前依个人口味挤上少许柠檬汁即可。

减糖诀窍

a 秋刀鱼的含糖量很低,但由于含有较多脂肪酸,因此热量稍高,吃完之后有很强的饱腹感,建议每次食用不超过 1 条。

b 秋刀鱼的腥味较重,而且油脂含量高,柠檬汁具有去腥、解腻的作用。

c 秋刀鱼很容易熟,烹制时不要加热太久,以免破坏其中的营养成分。

1/3 份
含糖量 0.7 克
蛋白质 19.1 克
热　量 1335 千焦
（319 千卡）

香煎鳕鱼佐时蔬

❄ 冷藏保存 3~4 天

1/2 份
含糖量 **0.8** 克
蛋白质 **16.7** 克
热　量 **590** 千焦
（141 千卡）

材料

- 银鳕鱼 …………… 2 块
- 圣女果 …………… 5 个
- 柠檬 ……………… 1/4 个
- 紫苏叶 …………… 3 片

调料

- 橄榄油 …………… 1 大匙
- 白葡萄酒 ………… 2 小匙
- 辣椒粉 …………… 1/2 小匙
- 盐 ………………… 少许

做法

1. 在平底锅中倒入橄榄油烧热，放入银鳕鱼煎片刻。
2. 倒入白葡萄酒，放入紫苏叶，继续煎至鳕鱼两面微黄。
3. 撒上盐、辣椒粉调味，盛出装盘。
4. 圣女果对半切开，和柠檬一起摆盘，食用时挤上柠檬汁即可。

三文鱼泡菜铝箔烧

❄ 冷藏保存 4~5 天

1/2 份
含糖量 **5.8** 克
蛋白质 **30.1** 克
热　量 **896** 千焦
（214 千卡）

材料

三文鱼 ………… 250 克
韭菜、洋葱 … 各 60 克
泡菜 …………… 100 克
红椒丝 …………… 10 克
葱花、白芝麻 ·· 各适量

调料

盐 ………………… 2 克
白胡椒粉 ………… 2 克
酱油 ……………… 1 小匙
白兰地 …………… 1 小匙
辣椒酱 …………… 适量
橄榄油 …………… 1 小匙

做法

1. 将洋葱切成丝；将韭菜两端修齐，切成小段；将三文鱼斜刀切成片。

2. 碗里放入盐、白胡椒粉、白兰地、酱油、辣椒酱，搅拌均匀。

3. 再往碗中放入三文鱼片、泡菜、韭菜、白洋葱、橄榄油，拌匀。

4. 将锡纸四周折叠起来做成一个碗，将拌好的料全部倒入锡纸碗内。

5. 将锡纸放入平底锅内，注入约 2 厘米高的清水，用中火焖制 12 分钟，取出后撒上葱花、白芝麻、红椒丝即可。

双椒蒸带鱼

❄ 冷藏保存 4~5 天

1/3 份
含糖量 **4.0** 克
蛋白质 **16.9** 克
热　量 **573** 千焦
（137 千卡）

材料

带鱼…………250 克
泡椒…………40 克
剁椒…………40 克
葱丝…………10 克
姜丝…………5 克

调料

盐……………2 克
白酒…………2 小匙
橄榄油………1 小匙

做法

1. 将带鱼处理好，切成段，放入碗中，加盐、白酒、姜丝，拌匀，腌制 5 分钟。
2. 将备好的泡椒切去蒂，切碎备用。
3. 将泡椒、剁椒一样一半，分别倒在带鱼上面。
4. 蒸锅中加入适量清水烧开，放入带鱼，大火蒸约 10 分钟。
5. 待时间到，将带鱼取出。
6. 热锅中注入橄榄油烧至微温，放入葱丝，将油烧至八成热后浇在带鱼上即可。

泰式柠檬蒸鲈鱼

❄ 冷藏保存 1~2 天

1/3 份
含糖量 **1.3** 克
蛋白质 **37.7** 克
热　量 **946** 千焦
（226 千卡）

材料

鲈鱼……………400 克
柠檬………………半个
剁椒……………15 克
姜末……………10 克
香菜………………5 克

调料

盐…………………3 克
白酒……………1 小匙
鱼露…………1/2 小匙
橄榄油…………1 小匙

做法

1. 在处理好的鲈鱼两面划上几道一字花刀，再往鲈鱼两面撒上盐，淋上白酒，抹匀，腌制 10 分钟。

2. 将备好的半个柠檬的汁全部挤到碗中，再倒入剁椒、姜末、鱼露、橄榄油，充分拌匀，制成调味酱。

3. 将腌制好的鲈鱼的水分倒出，淋上制作好的调味酱。

4. 蒸锅中注入适量清水烧开，放入鲈鱼，大火蒸 10 分钟；待时间到，将蒸好的鲈鱼取出，撒上香菜即可。

烤黑芝麻龙利鱼

冷藏保存 4~5 天

材料

龙利鱼……………300 克
鸡蛋液……………50 克
黑芝麻……………10 克

调料

盐…………………3 克
黑胡椒粉…………2 小匙
白兰地……………1 小匙
柠檬汁……………60 毫升
橄榄油……………1 小匙

做法

1 将龙利鱼切段，放入碗中，加白兰地、柠檬汁、胡椒粉、盐，腌制 10 分钟。

2 另取 1 个小碗，打入鸡蛋，搅散，再倒入盘中待用。

3 热锅中注油烧热，放入龙利鱼，煎至六成熟。

4 将煎好的鱼放入鸡蛋液中，倒入黑芝麻，拌匀。

5 往备好的烤盘中刷上一层橄榄油，放上龙利鱼，再放入烤箱中，温度调至 200℃，烤 10 分钟即可。

减糖诀窍

a 黑芝麻的含糖量较低，2 小匙的黑芝麻含糖量约为 1 克，它能为身体补充优质蛋白质、脂肪酸以及多种抗氧化物质，还能够补充能量、延缓衰老，在制作减糖饮食时建议经常使用。

b 龙利鱼肉质鲜嫩，几乎没有鱼腥味，能为身体补充优质蛋白质。

1/3 份
含糖量 0.4 克
蛋白质 12.1 克
热　量 515 千焦
（123 千卡）

魔芋丝香辣蟹

❄ 冷藏保存 2~3 天

材料

螃蟹	500 克
魔芋丝	280 克
绿豆芽	80 克
花椒	15 克
干辣椒	15 克
姜片	少许
葱段	少许
香菜	少许

调料

盐	2 克
辣椒酱	2 大匙
白酒	1 小匙
辣椒油	1 小匙
橄榄油	1 小匙

做法

1. 将洗净的螃蟹开壳，去除鳃、心等，斩成块，洗净待用。

2. 热锅中注油烧热，倒入花椒、姜片、葱段、干辣椒、辣椒酱，爆锅后再倒入螃蟹，快速翻炒片刻，淋入少许白酒。

3. 在锅内注入少许清水，倒入魔芋丝，翻炒片刻，用大火焖 5 分钟至熟。

4. 倒入备好的绿豆芽，加入少许盐，搅匀调味，放入些许辣椒油，翻炒至绿豆芽熟。

5. 关火后将炒好的菜装入盘中，点缀上香菜即可。

减糖诀窍

a. 这道菜口味偏辣，可以加快身体的新陈代谢速度，有助于减肥。

b. 辣椒酱不要选择加了甜味的，如韩式辣酱、泰式甜辣酱等，最好选择传统的中式辣酱。

c. 螃蟹性寒，加入花椒、干辣椒、白酒之后可以中和螃蟹的寒性。

1/2 份

含糖量 6.4 克

蛋白质 25.6 克

热　量 887 千焦
（212 千卡）

夏威夷蒜味虾

❄ 冷藏保存 4~5 天

1/4 份
含糖量 **0.9** 克
蛋白质 **11.7** 克
热　量 **440** 千焦
（105 千卡）

材料

白虾	20 只
大蒜	2 瓣
柠檬	1/4 个

调料

辣椒粉	适量
奶油	10 克
橄榄油	1 大匙
盐	少许

做法

1. 将白虾切开虾背，去除虾线。
2. 将大蒜切碎。
3. 平底锅中倒入橄榄油烧热，放入处理好的虾，炒出香气后转成小火。
4. 加入大蒜和奶油，继续翻炒。
5. 炒至大蒜变黄后，挤入柠檬汁，加入盐、辣椒粉调味即可。

新奥尔良煎扇贝

❄ 冷藏保存 3~4 天

1/3 份
含糖量 **1.1** 克
蛋白质 **3.7** 克
热　量 **172** 千焦
（41 千卡）

材料

扇贝……3 个（60 克）
蟹味菇…………50 克
洋葱碎…………10 克
蒜末……………10 克
柠檬………………1 片
生菜叶……………3 片

调料

新奥尔良粉……4 小匙
辣椒粉…………1 小匙
白葡萄酒………1 小匙
橄榄油…………1 小匙

做法

1. 在盘中放上扇贝肉，撒上适量新奥尔良粉，挤上柠檬汁，拌匀；再淋上白葡萄酒、橄榄油，拌匀，腌制 10 分钟。

2. 平底锅中注入适量橄榄油烧热，倒入蒜末、洋葱碎，炒香；倒入蟹味菇，炒匀，盛入碗中。

3. 另起锅，倒入少许橄榄油烧至微温，放入扇贝肉，煎至焦黄色，盛入碗中。

4. 另取一盘，将生菜叶和扇贝壳摆放在盘中，往扇贝壳中放入煮好的蟹味菇和煎好的扇贝肉，撒上少许辣椒粉即可。

花蛤五花肉泡菜汤

❄ 冷藏保存 2~3 天

1/4 份
含糖量 **1.7** 克
蛋白质 **10.2** 克
热　量 **904** 千焦
（**216** 千卡）

材料

花蛤	150 克
豆腐	150 克
五花肉	100 克
黄豆芽	100 克
泡菜	80 克
韭菜	20 克
大葱段	少许
大蒜	少许

调料

酱油	1 小匙
醋	1/2 小匙
橄榄油	1 小匙

做法

1 将洗净的大葱段斜刀切片；将处理好的大蒜切片；将洗好的韭菜切小段；将洗净的五花肉切片；将豆腐切块。

2 用橄榄油起锅，放入切好的五花肉片，煸炒片刻；放入蒜片、大葱片，炒出香味；加入泡菜，炒匀。

3 注入约 300 毫升清水，倒入处理干净的花蛤，煮约 1 分钟至沸腾。

4 放入洗净的黄豆芽，搅匀；放入豆腐块，轻轻搅匀；倒入韭菜，加入酱油、醋，搅匀，煮约 1 分钟至入味即可。

鱿鱼茶树菇

❄ 冷藏保存 3~4 天

1/2 份
含糖量 0.8 克
蛋白质 10.5 克
热　量 448 千焦
（107 千卡）

材料

鱿鱼…………100 克
茶树菇…………90 克
姜片……………少许
蒜末……………少许
葱段……………少许

调料

盐………………3 克
橄榄油…………1 小匙

做法

1. 将处理干净的鱿鱼两面切十字花刀后再切成片；将洗好的茶树菇切成两段。

2. 沸水锅中倒入切好的鱿鱼，汆烫片刻至鱿鱼变卷，捞出，沥干水分，待用。

3. 锅中继续倒入切好的茶树菇，汆烫约 1 分钟至断生，捞出，沥干水分，待用。

4. 用油起锅，倒入姜片和蒜末，爆香；放入汆烫好的鱿鱼和茶树菇，快速翻炒。

5. 加入盐，炒匀；倒入葱段，拌匀，盛出装盘即可。

日式梅干沙司拌章鱼秋葵

❄ 冷藏保存 4~5 天

材料

章鱼	120 克
豆苗	100 克
秋葵	3 个
盐渍梅干	2 个
朝天椒圈	4 克
木鱼花	适量

调料

高汤	1 大匙
橄榄油	1 小匙

做法

1. 将洗净的豆苗切小段；将秋葵洗好，去柄、头、尾，切片。

2. 将洗净的章鱼的头部和须分离；将章鱼须切小段；划开章鱼头，取出杂质，洗净后切条。

3. 锅中注水烧开，放入章鱼，余烫 1 分钟至熟，关火后捞出，过一遍凉水。

4. 取 1 个大碗，倒入橄榄油、高汤、木鱼花、盐渍梅干，拌匀；倒入凉透的章鱼，加入秋葵片，拌匀。

5. 另取一盘子，铺上豆苗段，再倒入拌匀的食材，撒上朝天椒圈即可。

减糖诀窍

a. 章鱼的含糖量非常低，每 100 克仅含 0.1 克糖分，是减糖饮食的优质食材。

b. 选择梅干时要注意，千万不要选择用糖腌制的。日式盐渍梅干比较咸，因此这道沙拉可以不用另外放盐。

c. 将烫熟的章鱼立即过一遍凉水，吃起来会更有嚼劲。

1/4 份
含糖量 0.7 克
蛋白质 6.9 克
热　量 201 千焦
（48 千卡）

蛋豆类的糖和蛋白质含量

蛋类的含糖量很低，又富含蛋白质，是营养丰富的优良食物。豆腐以及其他大豆制品可以帮助人体轻松摄取到植物性蛋白质，来补充动物性蛋白质的不足。以下为常见蛋类或豆制品的含糖量与蛋白质含量。

鸡蛋

鸡蛋含糖量低，蛋白质含量丰富，而且具有除维生素 C、膳食纤维之外的几乎所有营养素。在进行减糖饮食的瘦身过程中，最好每天摄取适量鸡蛋。

鸡蛋 1个
含糖量 0.2 克
蛋白质 6 克

手工豆腐 1块
（约 300 克）
含糖量 3.6 克
蛋白质 20 克

豆腐

豆腐的含糖量不高，尤其是质地较粗的手工豆腐，其含糖量比嫩豆腐更低，同时蛋白质和钙的含量却很丰富。

内酯豆腐 1块
（约 300 克）
含糖量 5.1 克
蛋白质 15 克

冻豆腐

将手工豆腐冷冻干燥之后，就可得到冻豆腐。冻豆腐更加有利于消化。冻豆腐很适合煮汤，能充分吸收汤汁和味道，储存起来也比豆腐方便。

冻豆腐 1块
（约 20 克）
含糖量 0.8 克
蛋白质 10 克

油豆腐

油豆腐 1块
（约30克）
含糖量 0.8 克
蛋白质 14 克

油豆腐的脂肪含量适中，比普通的豆腐更有嚼劲，当成主菜吃很有饱足感，而且很适合搭配肉类、蔬菜等各种食材，可用凉拌、炒制、煮汤等手法烹饪。

腐竹

腐竹便于贮存，烹饪方法简单，适合搭配多种食材。虽然干腐竹的含糖量、蛋白质含量及热量偏高，但做成菜时水分率上升较多，热量下降，可适量食用。

腐竹 1根
（约20克）
含糖量 4.1 克
蛋白质 9 克

豆浆 1杯
（约200毫升）
含糖量 5.8 克
蛋白质 7 克

豆浆

豆浆富含大豆异黄酮，蛋白质含量比牛奶更高，适当充当日常饮品或烹饪材料，购买时注意选择无糖的豆浆。

豆渣

豆渣是黄豆打成豆浆后剩下的部分，含有丰富的膳食纤维，对改善便秘有帮助，在减糖饮食中可代替小麦粉或面包粉。

豆渣
（约100克）
含糖量 2.3 克
蛋白质 6 克

纳豆 1包
（约50克）
含糖量 2.7 克
蛋白质 8 克

纳豆

纳豆是大豆发酵食品的代表，一包纳豆的含糖量低于5克，减肥期间可经常食用，而且纳豆中的菌类有利于肠道健康，可防止便秘型肥胖。

蛋类

香滑蛤蜊蛋羹

❄ 冷藏保存 1~2 天

材料

蛤蜊…………150 克
鸡蛋液………100 克
火腿…………30 克
葱花…………少许

调料

盐……………2 克

做法

1　将火腿切成丁。

2　将鸡蛋液倒入备好的大碗中，加盐，注入适量的温水，打散。

3　将鸡蛋液倒入备好的盘中，放入备好的蛤蜊、火腿，包上一层保鲜膜，待用。

4　电蒸锅注水烧开，放上食材，蒸 12 分钟。

5　取出蒸好的食材，撕开保鲜膜，撒上葱花即可。

减糖诀窍

ⓐ 蛤蜊、鸡蛋、火腿都是富含蛋白质的低糖食材，这道减糖菜品不仅含糖量低，而且营养丰富，但要搭配蔬菜类菜品一起食用。

ⓑ 在搅打好的鸡蛋液中加入少许 40℃左右的温水，可以使蒸出来的鸡蛋羹更滑嫩。

ⓒ 蒸鸡蛋羹之前，用保鲜膜将蒸碗包起来，这样蒸出的鸡蛋羹表面更平滑。

1/2 份
含糖量 0.6 克
蛋白质 12.9 克
热　量 695 千焦
（166 千卡）

鸡蛋狮子头

❄ 冷藏保存 4~5 天

1/4 份
含糖量 0.5 克
蛋白质 15.1 克
热　量 1473 千焦
（352 千卡）

材料

五花肉末……… 180 克
去壳熟鸡蛋……… 4 个
上海青……… 40 克
滑子菇……… 25 克
姜末、蒜末……各少许

调料

盐……… 4 克
胡椒粉……… 1/2 小匙
五香粉……… 2 小匙
酱油、老抽…各少许
食用油……… 适量
高汤……… 适量

做法

1. 将滑子菇与高汤一起搅打成滑菇酱。

2. 将五花肉末装碗，放入姜末、蒜末、少许盐、胡椒粉、酱油、1 小匙五香粉、滑菇酱，拌匀，腌制 10 分钟。

3. 将去壳鸡蛋用腌好的肉末均匀包裹住，制成鸡蛋狮子头生坯。

4. 热锅中注入足量油，烧至七成热，放入生坯炸约 2 分钟至表皮微黄，捞出。

5. 蒸盘中倒入少许凉开水，加入老抽、剩下的盐和五香粉，拌匀；再放入狮子头，蒸 30 分钟，与烫熟的上海青一起装盘即可。

焗口蘑鹌鹑蛋

❄ 冷藏保存 4~5 天

1/4 份
含糖量 0.6 克
蛋白质 36.3 克
热量 506 千焦
（121 千卡）

材料

鹌鹑蛋………… 10 个
口蘑…………… 20 个
奶酪碎………… 2 大匙
蒜末…………… 少许
香菜…………… 适量
黑橄榄………… 适量

调料

盐……………… 2 克
黑胡椒粉……… 1 小匙
橄榄油………… 1 小匙

做法

1. 将一半口蘑去蒂，挖空，在挖空的口蘑中打入鹌鹑蛋；将另一半口蘑切成碎末。

2. 平底锅中倒入橄榄油烧热，下入蒜末，炒出香味；倒入口蘑碎，翻炒均匀；加入黑胡椒粉、盐，炒匀调味。

3. 将炒好的馅料填入口蘑中，再放上少许奶酪碎。

4. 将口蘑放入预热好的烤箱中，将火调至 150℃，烤 15 分钟至熟。

5. 取出烤好的口蘑，装入盘中，点缀上香菜、黑橄榄即可。

滑子菇煎蛋

❄ 冷藏保存 2~3 天

1/3 份
含糖量 **0.6** 克
蛋白质 **6.8** 克
热　量 **486** 千焦
（116 千卡）

材料

鸡蛋…………3 个
滑子菇………80 克
香菜…………1 小把

调料

盐……………少许
橄榄油………1 小匙

做法

1. 将香菜洗净，切成小段；将滑子菇洗净；将鸡蛋磕入碗中，放入少许盐，搅散拌匀，制成鸡蛋液。

2. 锅中倒入适量清水烧开，放入滑子菇，加少许盐、橄榄油，焯煮约 1 分钟至断生，捞出，沥干备用。

3. 平底锅中注入适量橄榄油烧热，倒入鸡蛋液，将蛋液铺平，再快速倒入滑子菇和香菜，用煎锅铲子轻轻压紧实，煎至金黄时翻面。

4. 待两面煎好后盛出放砧板上，稍微放凉，切成块状，装入盘中即可。

韭菜咸蛋肉片汤

❄ 冷藏保存 2~3 天

1/2 份
含糖量 **1.9** 克
蛋白质 **18.7** 克
热 量 **929** 千焦
（222 千卡）

材料

瘦肉............100 克
韭菜............30 克
咸蛋黄..........2 个
豆腐............200 克

调料

盐..............3 克
胡椒粉..........1/2 小匙
橄榄油..........1 小匙

做法

1. 将洗净的瘦肉切薄片，装入碗中，加入少许盐、胡椒粉，拌匀，腌制片刻，待用。

2. 将洗净的韭菜切成段；将洗净的豆腐切块；将咸蛋黄放碗中，用筷子夹散开。

3. 用橄榄油起锅，倒入瘦肉，翻炒片刻至断生，倒入约 600 毫升清水，用大火煮沸。

4. 加入豆腐、韭菜和咸蛋黄，轻轻拌匀，煮至食材熟透。

5. 加入适量盐，用锅勺拌匀，盛出装入碗中即成。

大豆制品

麻婆豆腐

❄ 冷藏保存 3~4 天

材料
豆腐…………400克
鸡汤…………2杯
蒜末…………15克
葱花…………10克

调料
花椒粉…………1小匙
豆瓣酱…………2大匙
酱油…………1小匙
橄榄油…………1小匙

做法

1. 将洗净的豆腐切成小块，放在备有清水的碗中，浸泡待用。

2. 热锅中注水烧热，将豆腐放入锅中，焯水2分钟，倒出备用。

3. 热锅中注油烧热，放入豆瓣酱炒香；放入蒜末炒出香味；倒入鸡汤拌匀烧开，再倒入酱油，翻炒均匀。

4. 放入豆腐烧开，撒入花椒粉，搅拌均匀。

5. 出锅前撒入葱花，使得菜色更美观。

减糖诀窍

ⓐ 制作麻婆豆腐最好选择手工豆腐或北豆腐，这种豆腐质地坚实，耐炖煮，因此可以多煮几分钟，使豆腐更入味。

ⓑ 用自己熬煮的鸡汤作为调味料，不仅含糖量低，而且营养美味。在减糖饮食期间，冰箱中可以常备一些自制鸡汤（无须加任何调料），如果想长期保存，就冻成冰块，每次取出几块使用。

1/4 份

含糖量 **2.4** 克

蛋白质 **9.3** 克

热 量 **184** 千焦
（44 千卡）

红油皮蛋拌豆腐

❄ 冷藏保存 1~2 天

1/2 份
含糖量 **5.3** 克
蛋白质 **8.0** 克
热　量 **477** 千焦
（114 千卡）

材料

皮蛋……………2 个
豆腐……………200 克
蒜末……………少许
葱花……………少许

调料

盐………………2 克
鸡粉……………2 克
醋………………1/2 小匙
红油……………1 小匙
酱油……………1/2 小匙

做法

1. 将洗好的豆腐切成小块。

2. 将去皮的皮蛋切成瓣，摆入盘中，备用。

3. 取一个碗，倒入蒜末、葱花，加入少许盐、鸡粉、酱油，再淋入少许醋、红油，调匀，制成味汁。

4. 将切好的豆腐放在皮蛋上，浇上调好的味汁，撒上葱花即可。

1/4 份
含糖量 0.1 克
蛋白质 3.9 克
热　量 322 千焦
（77 千卡）

凉拌油豆腐

❄ 冷藏保存 3~4 天

材料

油豆腐…………110 克
香菜………………少许
姜末………………少许
葱花………………少许

调料

盐…………………1 克
酱油………………1 小匙
香油………………1 小匙

做法

1. 将油豆腐对半切开。

2. 沸水锅中倒入切好的油豆腐，余煮约 1 分钟至熟，捞出，沥干水分，装盘，放凉待用。

3. 将放凉的油豆腐装碗，放入姜末、葱花，加入盐、酱油、香油，搅拌均匀。

4. 将拌匀的油豆腐装盘，放上洗净的香菜即可。

煎豆腐皮卷

❄ 冷藏保存3~4天

材料

豆腐皮 150克
白芝麻 10克
香菜 .... 适量

调料

孜然粉 1小匙
辣椒粉 1小匙
减糖甜面酱 ... 1大匙
橄榄油 1小匙

做法

1. 将洗净的一大张豆腐皮切成数张长为12厘米、宽为4厘米的小豆腐皮。

2. 将豆腐皮分别卷起，用牙签固定好，待用。

3. 平底锅中注入适量橄榄油烧热，放入豆腐皮卷，用小火煎约3分钟至豆腐皮卷呈金黄色。

4. 给豆腐皮卷刷上少许减糖甜面酱，撒上适量辣椒粉，加上适量孜然粉，续煎1分钟至入味。

5. 取一个小碗，倒入剩余减糖甜面酱、辣椒粉和孜然粉，撒上白芝麻，制成酱料。

6. 关火后盛出煎好的豆腐皮卷，蘸上酱料，点缀上香菜即可。

--- 减糖诀窍 ---

a 豆腐皮的含糖量比豆腐高，食用时注意控制好量。用油煎的方式烹制豆腐皮，可以使人充分获得饱足感，有助于控制食用量。

b 这道减糖美味适合作为便当菜或下午茶零食，可放入冰箱中冷藏保存，食用前用微波炉加热2分钟即可。

1/4 份
含糖量 7.5 克
蛋白质 17.2 克
热 量 774 千焦
（185 千卡）

瘦肉蟹味菇煮豆浆

❄ 冷藏保存1~2天

1/2 份
含糖量 **2.5** 克
蛋白质 **9.7** 克
热　量 **553** 千焦
（132 千卡）

材料

瘦肉…………80 克
蟹味菇………25 克
胡萝卜………40 克
大葱…………15 克
罗勒叶…………5 克
豆浆…………80 毫升

调料

盐………………2 克
胡椒粉………1/2 小匙
橄榄油…………1 小匙

做法

1　将洗净的大葱切块；将洗净的胡萝卜切成小块。

2　将洗净的瘦肉切小块，装入碗中，放入盐、胡椒粉，拌匀，腌制5分钟至入味。

3　锅中倒入适量橄榄油，放入腌好的瘦肉，翻炒片刻至变色；倒入大葱块，炒出香味。

4　注入约300毫升清水，放入胡萝卜块，加入洗净的蟹味菇，煮约3分钟至食材熟透。

5　倒入豆浆，搅匀，煮约1分钟至入味，盛出装碗，放上罗勒叶即可。

咸蛋黄烧豆腐

❄ 冷藏保存 2~3 天

1/2 份
含糖量 **1.3** 克
蛋白质 **6.8** 克
热 量 **741** 千焦
（177 千卡）

材料

嫩豆腐 ………… 150 克
熟咸蛋黄 ………… 2 个
葱花 …………… 15 克

调料

盐 ……………… 少许
鸡汤 …………… 1/2 杯
橄榄油 ………… 1 小匙

做法

1. 将洗净的豆腐切小块；将熟咸蛋黄压扁，再切碎，待用。
2. 热锅中注油烧热，倒入咸蛋黄，炒散。
3. 倒入鸡汤，放入豆腐，炒匀，大火煮6分钟至入味。
4. 加入盐，拌匀。
5. 将菜肴盛出装入碗中，撒上备好的葱花即可食用。

梅干纳豆汤

❄ 冷藏保存 2~3 天

材料

纳豆…………40 克
豌豆苗…………20 克
盐渍梅干…………1 颗

调料

酱油…………1 小匙

做法

1. 将豌豆苗放入沸水中焯煮至断生,捞出。
2. 备好 1 个杯子,放入焯好的豌豆苗。
3. 加入纳豆、盐渍梅干,注入适量开水至八分满。
4. 淋入少许酱油,食用时拌匀即可。

减糖诀窍

a. 纳豆不仅低糖、高蛋白,而且含有丰富的膳食纤维和矿物质,其中的纳豆菌在肠道内大约能保持一周左右,可以保护肠胃健康,防止便秘,纳豆激酶可提高体内脂肪的代谢率,对减肥有一定的辅助作用。

b. 这道减糖美食最好晚餐食用,降脂减肥的效果更好。

1 份
含糖量 **2.4** 克
蛋白质 **8.0** 克
热　量 **352** 千焦
（84 千卡）

4

沙拉和腌菜，提前做好，随时享美味

在进行减糖饮食期间，一定要保证摄入足够的维生素和矿物质，因此除了肉类、鱼类、海鲜、豆制品之外，你的食谱中还需要一些蔬菜类的沙拉和腌菜，本章就将为你介绍。

法式酱汁蔬菜沙拉

 冷藏保存 3~4 天

材料
番茄………… 120 克
黄瓜………… 130 克
生菜………… 100 克

调料
柠檬汁………… 1 大匙
白醋…………… 1 小匙
椰子油………… 1 小匙

做法

1. 将洗净的黄瓜对半切开，再切片；将洗好的番茄对半切开，去蒂，切成丁；将洗净的生菜切成片，待用。

2. 取 1 个大碗，放入切好的生菜、番茄、黄瓜，混合装入盘中。

3. 取 1 个小碗，倒入椰子油、柠檬汁、白醋，搅拌均匀成沙拉汁。

4. 将沙拉汁装入 1 个方便倒取的器皿中，食用前淋在蔬菜上即可。

减糖诀窍

a 这道沙拉非常简单易做，平时可以准备 2~3 天的分量，将拌匀的蔬菜和沙拉汁分开冷藏保存，食用前再将沙拉汁淋在蔬菜上即可。

b 椰子油被称为世界上最健康的食用油，含糖量为 0，而且含有中链脂肪酸，无须脂肪酶分解，是最容易燃烧的脂肪，不会增加身体的代谢负荷，因此对瘦身减肥很有帮助。

c 除了番茄、黄瓜、生菜，还可以换成任何非根茎类的当季蔬菜。

1/4 份
含糖量 1.9 克
蛋白质 1.0 克
热　量 109 千焦
（26 千卡）

鲜虾牛油果沙拉

❄ 冷藏保存 3~4 天

1/3 份
含糖量 **4.8** 克
蛋白质 **9.8** 克
热　量 **532** 千焦
（127 千卡）

材料

鲜虾仁……………70 克
牛油果……………1 个
洋葱………………50 克
蒜末………………2 小匙

调料

盐…………………2 克
胡椒粉……………1 小匙
柠檬汁……………1.5 小匙
椰子油……………1 小匙
朗姆酒……………1 小匙
沙拉酱……………2 大匙

做法

1. 将洗净的洋葱切片；将洗净的牛油果对半切开，去核，切成块，待用。

2. 平底锅中倒入椰子油烧热，放入蒜末，爆香。

3. 倒入处理干净的鲜虾仁，翻炒半分钟至变色，加入盐、胡椒粉，炒匀，盛出。

4. 牛油果中倒入柠檬汁，搅拌均匀；炒好的虾仁中放入朗姆酒，拌匀。

5. 取大碗，放入拌好的牛油果、虾仁，加入洋葱片，倒入沙拉酱，拌匀装盘即可。

苦瓜豆腐沙拉

❄ 冷藏保存 3~4 天

1/4 份
含糖量 2.7 克
蛋白质 2.4 克
热 量 285 千焦
（68 千卡）

材料

苦瓜……………100 克
嫩豆腐…………100 克
洋葱……………60 克
番茄……………60 克
姜末、蒜末……各少许

调料

盐………………3 克
酱油、醋………各 1 小匙
椰子油…………1/2 小匙
海苔……………1 小片
白芝麻…………1 小匙
黑胡椒粉………1 小匙

做法

1. 将豆腐切丁；将白洋葱切丝；将苦瓜去籽，斜刀切片；将番茄切丁；将海苔剪成条。

2. 锅中注入适量的清水大火烧开，放入苦瓜，焯煮至断生，捞出，沥干水分。

3. 碗中淋入适量椰子油，加入酱油、醋、白芝麻，放入姜末、蒜末、黑胡椒粉，搅拌匀，制成味汁。

4. 备 1 个大碗，放入苦瓜，淋入椰子油，放入盐，搅拌匀，倒入豆腐丁、番茄丁、白洋葱丝，充分拌匀后装入盘中，浇上味汁，撒上海苔条即可。

油醋汁素食沙拉

❄ 冷藏保存 2~3 天

材料
生菜…………40 克
圣女果………50 克
蓝莓…………10 克
杏仁…………20 克

调料
红葡萄酒醋……2 小匙
橄榄油…………1 小匙

做法

1. 将洗净的圣女果对半切开;将洗好的生菜切成小段。
2. 取沙拉碗,放入生菜、杏仁、蓝莓,加入橄榄油、红葡萄酒醋,搅拌均匀。
3. 取 1 个盘子,用切好的圣女果围边。
4. 在盘子中间倒入拌好的食材即可。

减糖诀窍

a. 如果经常在家制作减糖沙拉,可以备一些红葡萄酒醋,只须加上一些橄榄油,就成了别具风味的沙拉汁,适合制作蔬菜、水果、肉类、坚果等沙拉。红葡萄酒醋还可以为身体补充铁质,促进气血循环,有助于脂肪的代谢。

b. 蓝莓的含糖量不高,而且富含花青素,是一种强效抗氧化物质,可以帮助身体代谢肉类产生的毒素,是减糖饮食期间可以选用的水果,但要注意食用量。

1/4 份
含糖量 5.7 克
蛋白质 1.5 克
热　量 322 千焦
（77 千卡）

金枪鱼芦笋沙拉

❄ 冷藏保存 3~4 天

材料

罐装金枪鱼 ····· 100 克
鸡蛋 ················· 2 个
芦笋 ··············· 80 克
黑橄榄 ············ 20 克
生菜 ············· 100 克
土豆仔 ·············· 4 个

调料

橄榄油 ·········· 2 小匙
黑胡椒碎 ····· 1/2 小匙
白兰地 ·········· 1 小匙
柠檬汁 ·········· 1 小匙

做法

1. 将鸡蛋煮熟，放凉之后剥壳，对半切开。

2. 锅中倒入适量清水烧开，放入芦笋，氽烫至熟，捞出沥干。

3. 将土豆仔清洗干净，带皮煮15分钟至熟，捞出。

4. 将罐装金枪鱼沥干水分，用手撕成细丝；将黑橄榄、生菜切成片。

5. 将所有的食材放入沙拉碗中，加入柠檬汁、白兰地、橄榄油拌匀。

6. 将拌好的食材装盘，撒上少许黑胡椒碎即可。

减糖诀窍

a 罐装金枪鱼是低糖、高蛋白食材，而且方便百搭，在减糖饮食期间可常备，加些蔬菜、水煮蛋，就能马上做出一道美味沙拉。

b 土豆的糖分含量较高，在减糖饮食期间只建议少量使用，可以选择小土豆，有助于控制食用量，增加饱腹感。

1/4 份
含糖量 1.9 克
蛋白质 8.8 克
热　量 419 千焦
（100 千卡）

芝麻蒜香腌黄瓜

❄ 冷藏保存1周

1/2 份
含糖量 5 克
蛋白质 4.3 克
热　量 247 千焦
（59 千卡）

材料

黄瓜	1 根
大蒜	2 瓣
白芝麻	适量
泡椒	5 个

调料

酱油	2 大匙
白醋	1 大匙
罗汉果代糖	1 大匙
盐	适量

做法

1. 将黄瓜切薄片；将大蒜切薄片；将泡椒切成两段。

2. 在切好的黄瓜上撒2小匙盐，翻拌均匀，腌制约2小时。

3. 取1个稍大的容器，倒入酱油、白醋、2杯水，放入泡椒、罗汉果代糖，搅拌均匀。

4. 将腌好的黄瓜挤干水分，放入调好的汁中，包上保鲜膜，放入冰箱冷藏。

5. 腌制5~6小时后即可将黄瓜捞出，食用前撒上白芝麻即可。

香草水嫩番茄

❄ 冷藏保存 1 周

1/4 份
含糖量 **4.8** 克
蛋白质 **3.2** 克
热　量 **155** 千焦
（37 千卡）

🌿 材料

番茄	500 克
欧芹	1 小把
香菜	1 小把
大蒜	2 瓣

🌿 调料

白醋	1 大匙
罗汉果代糖	1 大匙
白酒	1 小匙
盐	适量

做法 🍴

1. 将番茄切成瓣；将大蒜切薄片；将欧芹、香菜切碎。

2. 取 1 个稍大的容器，倒入白醋、白酒、2 杯水，加入盐、罗汉果代糖，搅拌均匀。

3. 将番茄、欧芹碎、香菜碎放入调好的汁中，包上保鲜膜，放入冰箱冷藏。

4. 腌制 5~6 小时后即可将番茄捞出食用。

潮式腌虾

❄ 冷藏保存 4~5 天

材料

濑尿虾⋯⋯⋯⋯200 克
红辣椒⋯⋯⋯⋯ 15 克
姜末⋯⋯⋯⋯⋯少许
蒜末⋯⋯⋯⋯⋯少许
葱花⋯⋯⋯⋯⋯少许
香菜⋯⋯⋯⋯⋯少许

调料

盐⋯⋯⋯⋯⋯⋯2 克
白酒⋯⋯⋯⋯⋯1 小匙
酱油⋯⋯⋯⋯⋯1 小匙
罗汉果代糖⋯1/2 小匙
醋⋯⋯⋯⋯⋯⋯1 小匙
红油⋯⋯⋯⋯⋯1 小匙

做法

1. 将处理好的濑尿虾放入碗中,加入切成圈的红辣椒、姜末、蒜末、葱花。
2. 加入香菜,放入盐、白酒、酱油、罗汉果代糖,淋入醋、红油,搅拌片刻。
3. 封上保鲜膜,静置腌制 3 个小时至入味。
4. 待时间到,去除保鲜膜。
5. 将腌制好的虾转入盘中,摆好盘即可。

减糖诀窍

ⓐ 这道菜非常适合减糖饮食,可准备大一些的密封容器,将虾与调料拌匀,盖上盖放入冰箱冷藏即可,便于每天随时取用。

ⓑ 除了濑尿虾,也可以选择新鲜的河虾制作这道菜品。

1/4 份
含糖量 1.4 克
蛋白质 9.3 克
热　量 243 千焦
（58 千卡）

肉末青茄子

❄ 冷藏保存 4~5 天

▌材料 ▌

青茄子··········280 克
牛铰肉··········80 克
秋葵··············2 个
大蒜··············1 瓣
香叶··············1 片

▌调料 ▌

红葡萄酒·········1/4 杯
盐················少许
橄榄油···········2 小匙
辣椒粉···········2 小匙
高汤··············少许

▌做法 ▌

1. 将青茄子洗净,切成 2 厘米的块;将秋葵切成小块;将大蒜切成末。

2. 将秋葵放入榨汁机中,加入少许高汤,搅打成秋葵酱。

3. 平底锅中倒入橄榄油烧热,放入蒜末、香叶、牛铰肉,炒香。

4. 放入青茄子块,翻炒片刻,再倒入红葡萄酒熬煮。

5. 加入辣椒粉,倒入秋葵酱,继续熬煮片刻,加盐调味即可。

6. 将煮好的食材放入密封容器中,凉凉后放入冰箱冷藏 1 天后取出食用。

减糖诀窍

ⓐ 茄子很适合制作腌菜,待其充分吸收了铰肉的油脂和调味料,会更加好吃,取出后可直接当作凉菜。

ⓑ 秋葵酱可以增加这道菜的黏稠度,令茄子的口感更爽滑。如果嫌麻烦,也可以直接将秋葵切成薄片,最后放入锅中,翻炒片刻。

1/4 份

含糖量 2.1 克

蛋白质 4.9 克

热　量 251 千焦
（60 千卡）

自制减糖酱料

在减糖饮食期间,建议提前做好一些常用的酱料放在冰箱里备用,将新鲜蔬菜或者煮熟的肉类、蛋类等混合在一起,淋上喜欢的酱料就可以享用。制作减糖酱料常用的原料如下:

沙拉酱

用油、蛋黄、糖制作而成,可以直接当作蔬果类沙拉的酱料,也可以作为调制其他酱料的基础材料。

橄榄油

因营养价值高、有利于健康而受到人们的喜爱,并且具有独特的清香味道,能增加食材的风味,是最适合调配沙拉酱汁的油类。

香油

中式沙拉中不可缺少的调和油,香气浓郁,可赋予食材香醇的味道,加入食醋、蒜调成的酱汁适宜搭配各种蔬菜,加入芝麻酱、辣椒调成的酱汁适宜搭配豆制品。

醋

为沙拉增加酸味的必备调料,能中和肉类的油腻感。米醋为大米酿造而成,除了酸味,还有一定的醇香味道;白醋则是单纯的酸味,可在白醋中加入橄榄油调制成低脂健康的油醋酱。

酸奶

蔬果是美容瘦身的最佳选择,直接淋上酸奶就是一道美味。此外,酸奶具有独特的奶香味和酸味,因此也适合自由搭配橄榄油、柠檬汁、蒜蓉等,调制成不同风味的酱汁。

芝麻酱

很受大众喜爱的酱料，一般须加水稀释，搭配酱油、辣椒等味道极佳，可随意搭配肉类、豆制品、蔬菜等各式沙拉。

酱油

属于酿造类调味品，具有独特的酱香，能为食材增加咸味，并增强食材的鲜美度。拌食多选择生抽，其颜色较淡，但味道较咸；老抽则多用于炖煮上色。

辣椒粉

相对于有可能添加了糖分的市售辣椒酱，辣椒粉更适合用于制作减糖饮食。辣椒还具有促进新陈代谢的作用，可加速脂肪在体内的代谢。不同品种的辣椒粉辣度不一样，在用量上需要根据自己的喜好来把握。

柠檬汁

可代替醋来为酱料增加酸味，并具有独特的香气，能使食材的口感更清新，具有缓解油腻的作用。此外，新鲜的柠檬汁还能为身体补充维生素C。

黑胡椒

可增加辛辣感，令酱料的口感层次更突出，又不会夺味，还能为肉类食材去腥、增鲜。现磨的黑胡椒粒味道比黑胡椒粉更加浓郁，可依菜品的具体需要进行选择。

葱、姜、蒜

中式口味的减糖沙拉最常用的调味料，有去腥、提味的作用，兼具杀菌、防腐的作用，尤其适合搭配肉类食材。

浓醇芝麻酱

冷藏保存 1~2 周

材料

纯芝麻酱、高汤各 4 大匙，酱油 1 大匙，香油 2 小匙

做法

在纯芝麻酱中加入高汤，充分稀释，再加入酱油、香油，搅拌均匀即可。

1 大匙
含糖量 0.5 克
蛋白质 1.5 克
热　量 209 千焦
（50 千卡）

自制沙拉酱

冷藏保存 3~4 天

材料

鸡蛋 1 个，盐、胡椒粉少许，食用油 3 大匙，苹果醋 2 小匙，芥末酱 1 小匙

做法

将鸡蛋黄磕入碗中，搅打成糊，倒入苹果醋、芥末酱搅拌均匀，再加入食用油、盐、胡椒粉，搅匀即可。

1 大匙
含糖量 0.2 克
蛋白质 0 克
热　量 481 千焦
（115 千卡）

酸甜油醋酱

冷藏保存 1~2 周

材料

酱油、橄榄油各 1 大匙，罗汉果代糖 2 小匙，醋 2 大匙，香油少许

做法

将所有材料放入碗中，搅拌均匀即可。

1 大匙
含糖量 22 克
蛋白质 0.3 克
热　量 130 千焦
（31 千卡）

风味葱酱

冷藏保存 1~2 周

材料

葱碎 4 大匙，蒜泥 1/2 小匙，高汤 1/2 杯，盐 1/4 小匙，黑胡椒少许，罗汉果代糖 2 小匙，香油 2 大匙

做法

将葱碎和香油倒入碗中，放入微波炉加热 40 秒，取出后，将剩下的所有材料倒入碗中搅拌均匀即可。

1 大匙
含糖量 0.8 克
蛋白质 0.1 克
热 量 75 千焦
（18 千卡）

柠檬油醋汁

冷藏保存 1~2 周

材料

柠檬汁 1 大匙，大蒜 1/2 瓣，盐、胡椒粉少许，橄榄油 40 毫升

做法

将大蒜捣碎成蒜泥，加入柠檬汁、橄榄油拌匀，再加盐、胡椒粉拌匀。

1 大匙
含糖量 0.5 克
蛋白质 0.1 克
热 量 339 千焦
（81 千卡）

无糖烤肉酱

冷藏保存 1~2 周

材料

葱碎 1 大匙，蒜泥、生姜泥各 1/2 小匙，酱油、高汤各 1/4 杯，香油 1 大匙

做法

将葱碎和香油倒入碗中，放入微波炉加热 30 秒，取出后，倒入剩下的所有材料拌匀即可。

1 大匙
含糖量 1.9 克
蛋白质 0.5 克
热 量 63 千焦
（15 千卡）

意式蒜味海鲜酱
冷藏保存1周

材料
海鲜酱 20 克，大蒜 30 克，橄榄油 1/4 杯

做法
锅中注入适量清水烧热，放入大蒜，煮熟后捞出，沥干水分，再将煮熟的大蒜用刀背压碎，放入碗中，加入海鲜酱、橄榄油拌匀即可。

1 大匙
含糖量 0.8 克
蛋白质 0.6 克
热　量 285 千焦
（68 千卡）

多味奶酪酱
冷藏保存 1~2 周

材料
奶油奶酪 120 克，盐少许，黑胡椒碎 1 小匙，辣椒粉 1 小匙

做法
将奶酪用微波炉加热 30 秒，加入少许水调匀稀释，再加入盐、黑胡椒碎、辣椒粉，充分拌匀即可。

1 大匙
含糖量 0.5 克
蛋白质 1.4 克
热　量 289 千焦
（69 千卡）

罗勒酱
冷藏保存 1~2 周

材料
罗勒叶 30 克，大蒜 1/2 瓣，盐少许，芝士粉 2 小匙，橄榄油 40 毫升

做法
将大蒜、罗勒叶、1 小匙橄榄油一起捣成糊状，加入剩下的橄榄油、盐、芝士粉拌匀。

1 大匙
含糖量 0.2 克
蛋白质 0.5 克
热　量 285 千焦
（68 千卡）

香菜酱
冷藏保存 1~2 周

材料

香菜 1 小把，柠檬汁 1 小匙，盐少许，辣椒粉 2 小匙，橄榄油 1/4 杯

做法

将香菜切碎，放入料理机中，加入其余的材料，一起搅打成酱状。

1 大匙
含糖量 0.2 克
蛋白质 0.3 克
热　量 260 千焦
（62 千卡）

蒜香番茄酱
冷藏保存 1 周

材料

培根 4 片，大蒜 2 瓣，番茄 2 个，香叶 1 片，盐少许，橄榄油 2 大匙

做法

将培根、大蒜、番茄切碎，加入橄榄油略炒，再加水、香叶熬煮成酱状，取出香叶，加盐调味即可。

1 大匙
含糖量 0.5 克
蛋白质 0.3 克
热　量 46 千焦
（11 千卡）

香草奶油酱
冷藏保存 2 周

材料

奶油 100 克，盐少许，欧芹 1 小把，大蒜 1 瓣，柠檬汁 2 小匙

做法

将欧芹切碎，蒜捣成泥；在奶油中加入欧芹、蒜泥、盐、柠檬汁，一起搅拌均匀即可。

1 大匙
含糖量 0.2 克
蛋白质 0.1 克
热　量 306 千焦
（73 千卡）

5

汤品和炖煮菜，滋养身体不长胖

有些汤品和炖煮的菜品，放一放再享用，味道更加香醇，因此非常适合作为"做一次吃几天"的减糖常备菜。慢慢享用有嚼劲的肉块，完全感觉不到减肥期间的烦恼和痛苦。

红酒炖牛肉

❄ 冷藏保存 4~5 天

材料

牛腱肉 ………… 600 克
洋葱 ……………… 1/8 个
滑子菇 ………… 30 克
大蒜 ………………… 1 瓣
番茄 ……………… 1/2 个

调料

红酒 ………………… 3 杯
盐、胡椒粉 …… 各适量
橄榄油 ………… 1 大匙
高汤 ………………… 2 杯
香叶 ………………… 1 片
盐 ……………………… 少许
香菜叶 ……………… 少许

做法

1. 将牛腱肉切成块,放入碗中,撒上少许盐、胡椒粉,拌匀,腌制片刻。

2. 将洋葱、大蒜分别切碎;将滑子菇、番茄分别放入榨汁机,搅打成滑菇糊、番茄糊。

3. 平底锅中倒入橄榄油烧热,放入牛肉炒至变色,盛出;再放入洋葱、大蒜炒香。

4. 将牛肉放回锅中,倒入红酒煮至沸腾后,加入高汤、番茄糊、香叶,以小火熬煮约 2 小时。

5. 加入滑菇糊,搅拌至汤汁浓稠,加少许盐调味,最后撒上香菜叶即可。

减糖诀窍

a. 加入滑菇糊可以增加汤汁的浓稠感,而且不会增加这道菜的含糖量。

b. 自制的番茄糊不含淀粉、糖等成分,含糖量非常低。

c. 制作这道菜宜选用黑胡椒,最好用现磨的黑胡椒碎,熬煮出的牛肉味道会更香。

1/6 份

含糖量 **3.1** 克

蛋白质 **15.0** 克

热　量 **1946** 千焦
（465 千卡）

腊肠魔芋丝炖鸡

❄ 冷藏保存 4~5 天

1/4 份
含糖量 **2.3** 克
蛋白质 **15.7** 克
热　量 **854** 千焦
（204 千卡）

材料

鸡中翅……………200 克
魔芋丝……………170 克
腊肠………………60 克
芹菜………………30 克
干辣椒……………10 克
八角、花椒、姜片、
葱白………………各少许

调料

盐、橄榄油………各适量
生抽………………2 小匙
白酒………………1 小匙
白胡椒粉…………1/2 小匙

做法

1. 将摘洗好的芹菜切成小段；将洗好的腊肠切成片；将处理好的鸡中翅对半切开。

2. 将鸡中翅装入碗中，放入适量盐、生抽、白酒，加入白胡椒粉，拌匀，腌制 10 分钟。

3. 热锅中注入适量的清水烧开，倒入魔芋丝，余煮片刻，捞出，沥干水分。

4. 热锅中注油烧热，倒入葱白、姜片、八角、青花椒，爆香。

5. 倒入鸡中翅、干辣椒、腊肠，淋入白酒、生抽，注入少许清水，再倒入魔芋丝，加盐后炒匀，盖上锅盖，小火焖 10 分钟，放入芹菜翻炒片刻，盛出装碗即可。

清炖羊脊骨

❄ 冷藏保存 2~3 天

1/3 份
含糖量 **0.1** 克
蛋白质 **19.3** 克
热　量 **967** 千焦
（231 千卡）

材料

羊脊骨………340 克
大蒜……………2 瓣
小茴香…………10 克
花椒粒…………10 克
姜片……………适量
香菜……………适量
小葱……………适量

调料

盐………………3 克
鸡粉……………2 克
胡椒粉………1/2 小匙

做法

1. 锅中注入适量的清水烧开，倒入剁好的羊脊骨，汆煮去除血水，捞出，沥干水分。

2. 砂锅中注入适量清水烧热，放入羊脊骨。

3. 再放入花椒粒、姜片、小茴香、大蒜、小葱，盖上锅盖，大火煮开后转小火炖1小时。

4. 掀开锅盖，放入盐、胡椒粉，搅拌片刻。

5. 关火后将炖好的汤盛出装入碗中，放上香菜即可。

番茄泡菜海鲜锅

❄ 冷藏保存 3~4 天

材料

老豆腐	120 克
番茄	100 克
鱿鱼	60 克
虾	80 克
金针菇	50 克
韩式辣白菜	35 克
瑶柱	10 克

调料

盐	3 克
橄榄油	1 小匙
高汤	适量

做法

1. 将豆腐切成块；将辣白菜切片；将洗净的番茄去蒂，切成块。
2. 将鲜虾去须，洗净，放入沸水锅中，煮至虾色转红，捞出沥干水分。
3. 将鱿鱼处理好后洗净，切成圈，下入沸水中焯煮 3 分钟后捞出沥干。
4. 锅里倒入少许橄榄油，放入辣白菜，再倒入高汤，大火煮开。
5. 放入番茄、鱿鱼、虾、瑶柱，中火煮 10 分钟。
6. 再加入老豆腐、金针菇，放入盐，拌匀，煮至滚沸即可。

减糖诀窍

ⓐ 这道菜汤鲜味美，尤其适合在寒冷的冬季食用，但是注意不要喝太多汤，以免摄入过多的糖分。

ⓑ 金针菇中含有大量的膳食纤维，和海鲜搭配食用，不仅营养均衡，还能够助消化。

1/4 份
含糖量 2.4 克
蛋白质 11.2 克
热　量 569 千焦
（136 千卡）

法式虾仁浓汤

❄ 冷藏保存 3~4 天

1/4 份
含糖量 **4.3** 克
蛋白质 **25.0** 克
热　量 **1097** 千焦
（262 千卡）

材料

虾仁	400 克
洋葱	1/2 个
大蒜	1 瓣
番茄	1/4 个
开心果	少许

调料

盐、辣椒粉	各少许
香叶	1 片
鸡汤	3 杯
白葡萄酒	1 大匙
鲜奶油	1/2 杯
橄榄油	2 大匙

做法

1. 将虾仁去除虾线；将洋葱、大蒜切成薄片；将开心果压碎。

2. 将番茄放入榨汁机中，倒入鸡汤，搅打成稀糊。

3. 平底锅中倒入橄榄油烧热，放入虾仁，炒香后转小火，下入洋葱、大蒜一起翻炒。

4. 将炒好的食材倒入搅拌机中搅碎，再倒回锅中，加入白葡萄酒，煮沸后倒入番茄鸡汤糊、香叶、鲜奶油，搅拌均匀，煮至浓稠；加入盐、辣椒粉调味，再撒上开心果碎即可。

淡菜竹笋筒骨汤

❄ 冷藏保存 2~3 天

> 1/3 份
> 含糖量 **1.3** 克
> 蛋白质 **10.4** 克
> 热 量 **532** 千焦
> （127 千卡）

材料

竹笋……………100 克
筒骨……………120 克
水发淡菜…………50 克

调料

盐………………2 克
胡椒粉…………1/2 小匙

做法

1. 将洗净的竹笋切去底部，横向对半切开，再切成小段。

2. 沸水锅中放入洗净的筒骨，余烫约 2 分钟至去除腥味和脏污，捞出，沥干水分。

3. 砂锅中注水烧热，放入余烫好的筒骨，倒入泡好的淡菜，放入切好的竹笋，搅匀。

4. 加盖，用大火煮开后转小火续煮 2 小时。

5. 揭盖，加入盐、胡椒粉，搅匀调味，盛出装碗即可。

黄豆鸡肉杂蔬汤

❄ 冷藏保存 2~3 天

材料

鸡肉……………50 克
水煮黄豆………50 克
包菜……………60 克
香菇……………15 克
番茄……………1 个
大葱……………20 克
去皮胡萝卜……10 克
罗勒叶…………少许

调料

盐………………3 克
胡椒粉…………1 小匙
奶酪粉…………1/2 小匙

做法

1. 将番茄切块，放入榨汁机中搅打成糊。

2. 将包菜切块；将胡萝卜切圆片；将大葱切圆丁；将香菇去蒂，切十字刀成四块；将鸡肉切小块。

3. 将切好的鸡肉装碗，加入 1 克盐、1/2 小匙胡椒粉，拌匀，腌制 5 分钟。

4. 锅中注入适量清水烧开，倒入水煮黄豆，再倒入腌好的鸡肉块，放入切好的胡萝卜片、大葱丁，搅匀，煮约 5 分钟至食材熟软。

5. 倒入切好的香菇块，放入切好的包菜，倒入番茄糊，搅拌均匀，稍煮片刻。

6. 加入 2 克盐、1/2 小匙胡椒粉调味，关火后盛出，撒上奶酪粉、罗勒叶即可。

减糖诀窍

ⓐ 这道汤品既有动物蛋白、植物蛋白，又有多种蔬菜、菌菇提供的膳食纤维、维生素、矿物质，还有少量奶制品提供蛋白质、钙、磷等营养成分，能为身体提供所需的大部分营养。

ⓑ 在各种蔬菜中，胡萝卜的含糖量偏高，但其能提供对身体有益的 β-胡萝卜素，可少量食用。

1/2 份
含糖量 **8.1** 克
蛋白质 **12.4** 克
热　量 **603** 千焦
（144 千卡）

茄汁菌菇蟹汤

❄ 冷藏保存 2~3 天

1/2 份
含糖量 **5.4** 克
蛋白质 **30.4** 克
热　量 **1134** 千焦
（271 千卡）

材料

花蟹…………200 克
番茄…………80 克
口蘑…………40 克
杏鲍菇………50 克
奶酪片………1 片
娃娃菜………200 克
葱段、姜片…各适量

调料

盐……………2 克
鸡粉…………2 克
胡椒粉………1/2 小匙
食用油………适量

做法

1. 将花蟹处理干净，剁成大块；将洗净的口蘑切成片；将杏鲍菇切成片；将娃娃菜对半切开，再切粗条；将番茄切成丁。

2. 锅中注入适量清水烧开，倒入口蘑、杏鲍菇，焯水片刻，捞出，沥干水分。

3. 热锅中注油烧热，倒入葱段、姜片，爆香，放入花蟹，翻炒至变色，加入番茄，翻炒片刻。

4. 在锅内注入适量清水，搅拌，煮至沸，倒入焯过水的食材，略煮片刻，撇去浮沫；加入娃娃菜、奶酪片，煮至奶酪片溶化，放入盐、鸡粉、胡椒粉调味即可。

辣味牛筋

❄ 冷藏保存 4~5 天

1/4 份
含糖量 2.5 克
蛋白质 34.1 克
热　量 632 千焦
（151 千卡）

材料

辣味卤水…1200 毫升
牛蹄筋………400 克

调料

盐………………3 克

做法

1. 锅中注入适量的清水大火烧开。

2. 倒入洗净的牛蹄筋，搅拌，去除杂质，将牛蹄筋捞出，沥干水分，待用。

3. 锅中倒入辣味卤水大火煮开，倒入牛蹄筋，注入适量清水，加入盐，拌匀。

4. 盖上锅盖，大火煮沸后转小火焖2小时。

5. 揭开锅盖，将牛蹄筋捞出。

6. 将牛蹄筋摆在砧板上，切成小块，将切好的牛蹄筋装入盘中，浇上锅内汤汁即可。

白菜炖狮子头

❄ 冷藏保存 3~4 天

材料

白菜……………170 克
猪铰肉…………130 克
鸡汤……………350 毫升
姜末……………少许
蒜末……………少许

调料

盐………………2 克
胡椒粉…………1/2 小匙
五香粉…………1/2 小匙

做法

1. 将洗净的白菜切去根部，再切开，用手掰散成片状。

2. 将猪铰肉放入碗中，加入姜末、蒜末、盐、少许胡椒粉、五香粉，沿着一个方向不停搅拌至肉上劲，将拌好的肉泥捏成一个个的丸子。

3. 砂锅中注入适量清水烧热，倒入鸡汤，放入捏好的肉丸，盖上盖，大火烧开后用小火煮 20 分钟。

4. 揭开盖，放入白菜，搅匀，继续煮至白菜变软。

5. 加入盐、胡椒粉，再煮几分钟至食材入味即可。

减糖诀窍

ⓐ 由于没有在肉馅中添加淀粉，所以黏度不够，沿着一个方向不停地搅拌，可以使肉馅上劲，增加黏度，更容易捏成丸子。

ⓑ 白菜是最适合炖汤的蔬菜之一，并且富含膳食纤维，肉丸也是适合减糖饮食的方便菜品。

1/4 份

含糖量 0.8 克

蛋白质 8.4 克

热　量 318 千焦
（76 千卡）

姜丝煮秋刀鱼

❄ 冷藏保存6天

材料

秋刀鱼…………4条
生姜……………20克

调料

酱油……………3大匙
柠檬汁…………1小匙
罗汉果代糖……4大匙

做法

1. 将秋刀鱼洗净，去除头部和内脏，切成两段，沥干水分。

2. 将生姜洗净，连皮一起切成丝。

3. 锅中倒入2杯清水，加入生姜丝、酱油、罗汉果代糖、柠檬汁，再放入秋刀鱼。

4. 盖上锅盖，大火煮开后转小火熬煮30分钟即可。

减糖诀窍

a. 秋刀鱼中含有大部分食材中缺乏的Ω-3脂肪酸，建议每天适量食用，有助于保护心血管的健康，增强大脑功能。

b. 秋刀鱼的腥味较重，可以多放些生姜，柠檬汁也有助于去腥。

c. 这道菜存放一两天后味道更佳，建议一次多做些，放进冰箱保存。

1/4 份
含糖量 1.8 克
蛋白质 19.6 克
热　量 1377 千焦
（329 千卡）

6

减糖甜点，让甜蜜"零负担"

不要想当然地以为减糖饮食期间不可以吃甜食，其实只要愿意花些心思，没有什么是不可以实现的。本章就为你介绍一些用豆腐、奶油、罗汉果代糖等制作的减糖甜点。

咖啡蛋奶冻

❄ 冷藏保存 4~5 天

材料
咖啡粉……………2 大匙
鲜奶油……………1/2 杯
明胶粉……………8 克

调料
罗汉果代糖………4 大匙
肉桂粉……………少许
无糖椰蓉…………少许

做法

1. 用滤泡的方式将咖啡粉冲泡成约 2 杯分量的咖啡。

2. 将明胶粉加入 6 大匙水中，充分溶解；鲜奶油打发到不会滴落为止。

3. 将咖啡倒入奶锅中，隔水加热使其保持温热，倒入明胶水、罗汉果代糖充分搅拌。

4. 用冰水冷却锅底，同时搅拌锅中的材料，待其黏稠度增加后，加入鲜奶油搅拌均匀。

5. 将搅拌好的材料倒入模具中，放进冰箱冷藏，凝结成果冻状后取出，撒上肉桂粉、无糖椰蓉即可。

减糖诀窍

a. 最好选用现磨的咖啡粉，用滤泡的方法冲泡。滤泡咖啡的香气浓厚，可以让这道甜品的味道和香气更加浓醇。

b. 用冰水冷却锅底时，搅拌至锅中的材料黏稠度增加后即可从冰水中拿出，不用再冷却。

c. 加了明胶和鲜奶油的奶冻，具有果冻般的弹滑口感，还可用小一些的模具，做成下午茶零食。

1/4 份

含糖量 3.7 克

蛋白质 3.1 克

热 量 473 千焦
（113 千卡）

减糖提拉米苏

❄ 冷藏保存 3~4 天

1/4 份
含糖量 **6** 克
蛋白质 **3.3** 克
热　量 **1017** 千焦
（243 千卡）

材料

马斯卡邦奶酪·200 克
杏仁片 ………… 15 克
可可粉 ………… 2 大匙

调料

罗汉果代糖 …… 1 大匙
白葡萄酒 ……… 2 小匙

做法

1. 用烤箱加热杏仁片 2~3 分钟；用微波炉加热白葡萄酒 30 秒。

2. 在碗中放入马斯卡邦奶酪、杏仁片、罗汉果代糖、白葡萄酒，充分搅拌均匀。

3. 将搅拌好的材料分装至适合 1 人份的容器中，撒上 1 层可可粉，放入冰箱冷藏。

红茶布丁

❄ 冷藏保存 2~3 天

1/4 份
含糖量 **5.4** 克
蛋白质 **7.6** 克
热　量 **707** 千焦
（169 千卡）

材料

红茶茶包………… 2 包
纯牛奶……… 410 毫升
鸡蛋………………… 1 个
蛋黄………………… 4 个

调料

罗汉果代糖…… 1 大匙

做法

1. 锅中倒入 200 毫升牛奶煮沸，放入红茶茶包，转小火略煮，取出茶包。

2. 将蛋黄、鸡蛋、罗汉果代糖倒入容器中，用搅拌器搅匀，倒入剩余的牛奶，快速搅拌，用筛网将拌好的材料过筛 2 遍。

3. 倒入煮好的红茶牛奶，拌匀，制成红茶布丁液，将红茶布丁液倒入牛奶杯内；把牛奶杯放入烤盘，在烤盘上倒入适量清水。

4. 将烤盘放入烤箱，调为上火 170℃、下火 160℃，烤 15 分钟后取出，待布丁凉凉，放入冰箱冷藏即可。

抹茶豆腐布丁

❄ 冷藏保存 2~3 天

材料

内酯豆腐········200 克
牛奶··········150 毫升
抹茶粉·········3 小匙
鲜奶油·········1/2 杯
明胶粉···········5 克

调料

罗汉果代糖·····1 大匙

做法

1. 将明胶粉加入少量冷水中,充分溶解。

2. 将牛奶用小火加至温热,倒入明胶水,搅拌片刻,关火。

3. 将内酯豆腐放入搅拌机中,再加入抹茶粉,启动机器,将其搅碎;再倒入温热的牛奶,再次启动机器,搅拌成混合物。

4. 鲜奶油用电动打蛋机打发至混合物不会滴落为止。

5. 将混合物倒入打发好的鲜奶油里,继续用电动打蛋机搅拌一会儿,分装入小容器中,放入冰箱冷藏。

减糖诀窍

ⓐ 如果用淡奶油,最好提前冷藏 12 小时,这样才容易打发。打发至将奶油刮起来不滴落即可,打发过头会造成水油分离。

ⓑ 明胶粉要先用冷水溶解,再加入温热的牛奶中,也可用吉利丁片代替,大约需要 1.5 片。

ⓒ 将牛奶加热至温热即可,不要煮沸。

1/4 份
含糖量 5.9 克
蛋白质 6.8 克
热　量 4186 千焦
（204 千卡）

黄豆粉杏仁豆腐

❄ 冷藏保存 4~5 天

1/4 份
含糖量 **8.1** 克
蛋白质 **6.8** 克
热　量 **590** 千焦
（141 千卡）

材料

甜杏仁············20 克
开心果············20 克
黄豆粉············3 小匙
牛奶············400 毫升
明胶粉············7 克

调料

罗汉果代糖······1 大匙

做法

1. 将明胶粉加入少量冷水中，充分溶解。

2. 将甜杏仁、开心果放入搅拌机中，选择"干磨"功能，将其搅打成粉末。

3. 将牛奶倒入奶锅中，开火，待牛奶变得温热时加入明胶水、罗汉果代糖，搅拌片刻。

4. 加入甜杏仁和开心果粉、黄豆粉，充分搅拌均匀，关火。

5. 将混合液体倒入容器中，放入冰箱中冷藏，待凝固后即可食用。

椰奶猕猴桃冰棍

❄ 冷藏保存 10 天

1/6 份
含糖量 **6.1** 克
蛋白质 **17.4** 克
热 量 **703** 千焦
（168 千卡）

材料

椰奶 ············ 1/2 杯
猕猴桃 ·········· 1 个
鲜奶油 ·········· 1 杯
明胶粉 ·········· 3 克

调料

罗汉果代糖 ····· 2 大匙

做法

1. 将明胶粉用 2 大匙清水充分溶解；将猕猴桃去皮，切成片。

2. 奶锅中倒入椰奶、罗汉果代糖，煮沸后关火，倒入明胶水，搅拌均匀；用电动打蛋器将鲜奶油打发至凝固起泡。

3. 将奶锅置于冰水中，一边冷却一边搅拌其中的材料，待其变黏稠后拿出。

4. 向奶锅中先加入 1/3 杯鲜奶油，搅拌均匀，再加入剩下的鲜奶油拌匀。

5. 将猕猴桃片放入冰棍模具中，再倒入搅拌好的材料，放进冰箱冷冻即可。

豆浆酸奶冰激凌

 冷藏保存 4~5 天

材料

豆浆………… 250 毫升
酸奶………… 250 毫升
蛋清…………… 4 个

调料

罗汉果代糖……1 大匙

做法

1. 将豆浆倒入奶锅中，开火，烧至温热时，倒入罗汉果代糖搅拌至溶化，关火。

2. 用电动打蛋器将蛋清打发至凝固发泡。

3. 缓缓向发泡的蛋清中倒入豆浆，迅速搅拌均匀。

4. 倒入酸奶，搅拌均匀之后再稍稍加热一会儿。

5. 待混合物凉凉后倒入模具中，放入冰箱冷冻，食用时用挖球器挖出即可。

减糖诀窍

a 制作这道甜品无须将豆浆过滤得太干净，带豆渣的豆浆做出来的冰激凌口感更好，而且能提供身体所需的蛋白质，增加饱腹感。

b 倒入酸奶之后再次加热是为了让蛋清蛋白质稍稍变熟，以延长保质期，如果无须久存，可省略这一步。

c 酸奶可以选择偏稀的，过于浓稠的酸奶不便于制作。

1/4 份
含糖量 4.9 克
蛋白质 4.1 克
热　量 239 千焦
（57 千卡）

海苔芝麻奶酪球

❄ 冷藏保存 2~3 天

1/4 份
含糖量 1.5 克
蛋白质 8.7 克
热 量 540 千焦
（129 千卡）

材料

- 奶酪……………120 克
- 蛋清……………2 个
- 豆渣……………适量
- 海苔……………适量
- 白芝麻…………适量

调料

- 食用油…………适量

做法

1. 将奶酪切碎，用手捏成小球状。
2. 将海苔切碎，和白芝麻一起拌匀。
3. 将奶酪球放在蛋清中滚一圈，再放入豆渣中滚一圈，最后均匀地沾上一层海苔和白芝麻。
4. 锅中倒入少许食用油烧热，将奶酪球放在漏勺上，下入油锅中快速炸约 30 秒后捞出，装盘后食用。